石榴皮多酚
及其在慢性炎症调节中的应用

杜琳 **著**

化学工业出版社

·北京·

内容简介

本书详细介绍了石榴皮多酚的组成和生物活性、炎症反应、石榴皮多酚对体外炎症反应的调节作用、石榴皮多酚调控炎症反应的分子机制、石榴皮多酚对代谢综合征的调节作用。书中通过深入的研究和动物体内外试验，从分子水平揭示和印证了石榴皮多酚预防大鼠代谢综合征这一慢性炎症过程的作用机制，为将石榴加工业副产物深度开发和广泛应用于食品、医药及保健品领域中提供理论依据。

本书是高等院校生物技术、生物工程、生物医学等专业师生，相关科研机构科研人员的良好参考读物。

图书在版编目（CIP）数据

石榴皮多酚及其在慢性炎症调节中的应用 / 杜琳著.
北京：化学工业出版社，2024.12. — ISBN 978-7-122
-34582-0

Ⅰ. R282.71；R364.5

中国国家版本馆 CIP 数据核字第 202414EP87 号

责任编辑：邵桂林　　　　　装帧设计：关　飞
责任校对：张茜越

出版发行：化学工业出版社
　　　　　（北京市东城区青年湖南街 13 号　邮政编码 100011）
印　　装：北京天宇星印刷厂
850mm×1168mm　1/32　印张 5½　字数 95 千字
2025 年 1 月北京第 1 版第 1 次印刷

购书咨询：010-64518888　　　售后服务：010-64518899
网　　址：http://www.cip.com.cn
凡购买本书，如有缺损质量问题，本社销售中心负责调换。

定　　价：55.00 元　　　　　　　　版权所有　违者必究

代谢综合征（Metabolic Syndrome，MS）是机体内多种营养成分发生代谢紊乱的一组疾病症候群。MS与心脑血管疾病、2型糖尿病、癌症等慢性疾病密切相关，是糖尿病、心脑血管疾病等高发病率的基础。MS的发病机理从本质上认为是长期慢性炎症的作用。因此，研究炎症在机体和细胞内的作用机理、抑制炎症的发生和发展，对于预防和改善MS等心脑血管疾病具有积极的理论指导意义。

石榴含有多种营养成分，多酚类和黄酮类化合物的种类和含量都很丰富，而石榴皮中的多酚种类繁多且在石榴各部位中含量最高，这些丰富的植物化学物使得石榴皮提取物具有许多生物活性。研究表明，石榴及其提取物具有抗糖尿病、抗氧化、抗菌、抗肥胖、抗癌、降血脂等功效。我们对石榴也进行了比较系统的研究，前期的研究结果表明，石榴皮多酚（Pomegranate peel polyphenols，PPPs）能显著抑制脂质过氧化，清除自由基活性，具有良好的抗氧化能力；PPPs 能够抑制人肝癌细胞增殖、促进凋亡；PPPs 对胆固醇合成和代谢及胆固醇流出都有较好的调控作用。但关于 PPPs 对炎症的作用及其分子机制的研究尚未涉及。

在炎症方面，已经有研究发现石榴皮提取物具有抑制某些炎性介质和促炎细胞因子分泌的作用，具有一定的抗炎效果，但是其作用机理和主要活性成分尚不清楚。因此，有必要进一步深入研究 PPPs 及其主要成分对炎症的抑制效果及其作用的分子机制。

基于此基础，本书从体外试验和体内试验两方面入手，首先用脂多糖（lipopolysaccharide，LPS）诱导 RAW264.7 小鼠巨噬细胞建立体外细胞炎症模型，研究 PPPs 及其主要成分安石榴苷（Punicalagin，PC）和鞣花酸（Ellagic acid，EA）对促炎细胞因子和炎性介质的抑制作用，并进一步通过炎症信号通路揭示其抗炎的分子机制和作用靶点；在细胞模型试验的基础上，建立高糖高脂诱导 SD 大鼠 MS 模型，进一步通过试验动物体内试验，研究 PPPs 对 SD 大鼠 MS 的预防和改善作用。从体内体外相互印证 PPPs 的抗炎效果及可能的作用机制，为将石榴加工业副产物深度开发和广泛应用于食品、医药及保健品领域中提供理论依据。

本书由河南科技大学食品与生物工程学院杜琳副教

授撰写完成。在撰写过程中，得到了许多老师和同事的热情关心与支持，在此向他们表示衷心的感谢。虽然著者对本书的编写竭尽全力，但科学的发展日新月异，由于水平所限和涉猎资料有限，书中难免有疏漏之处，敬请读者指正。

著者
2024 年 9 月

目录

第 5 章　结论

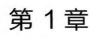

第 1 章

绪　论

1.1
石榴皮多酚的组成和生物活性

1.1.1　石榴简介

石榴（*Punica granaum* L.）属于石榴科（Punicaceae）石榴属（*Punica*）小乔木或落叶灌木，是热带和亚热带地区普遍种植的一种水果。石榴原产于中东地区[1]，自汉代经丝绸之路传入中国，距今已有两千多年的栽种历史，现在我国陕西、安徽、山东、河南、四川、新疆等地广泛种植[2]。石榴不但种植广泛，而且品种繁多，我国目前种植至少有160多个品种，已有文献对石榴不同品种间的形态特征、种质资源等进行了研究测定[3]。

石榴不仅具有较高的观赏价值和食用价值，因其具有多种活性成分且含量较高，还具有很高的药用价值。石榴的应用非常广泛，目前世界各国已经普遍把石榴加工成石榴汁、石榴酒、石榴果酱等食品，很多的化妆品、保健品甚至药品中也会添加一些石榴多酚[4]。石榴营养丰富，其可食部分可达石榴整果鲜重的40%左右，石榴果汁中营养成分丰富，其中维生素 C 的含量可达

11mg/g，并且还含有丰富的矿物质，磷的含量可达145mg/kg[5]；石榴叶目前已经分离得到 20 多种化合物，包括熊果酸、黄酮类及鞣花单宁等，具有收敛止泻、解毒杀虫等功效[6]；石榴花中主要活性成分为酚类、黄酮类和三萜类，具有降糖降脂、止血收敛等功效[7]；石榴籽中含有丰富的磷脂和甘油酯，其平均含油量约为 13.72%，石榴籽的脂肪酸中，不饱和脂肪酸含量可达 95.67%，具有很强的抗氧化能力，除此之外，石榴籽还具有温中健胃、抗痢疾性腹泻等作用；石榴皮可占石榴总重的 20%～30%，是常用的中药，为《中国药典》历版收载，其主要成分有单宁、黄酮类、有机酸、生物碱等，具有治疗痢疾和腹泻、驱赶蚊虫等作用[8]。但在石榴的食用和加工过程中，除少量药用外，绝大部分的石榴皮都被废弃。因此，研究石榴皮的有效成分及生物活性，并进一步开发利用，充分利用生物资源，具有重大意义。

1.1.2　石榴皮多酚及其主要活性成分

石榴是富含酚类物质的一种水果，酚类成分广泛存在于果皮、果肉和种子中。石榴多酚是石榴中多酚羟基化合物的总称，石榴中的多酚种类以鞣质类、黄酮类和酚酸等为主，但不同产地、不同品种、石榴的不同部位所含的酚类物质的种类和含量也不尽相同[9~12]。其中鞣质类是石榴中最普遍含量也最高的一类酚类化合物，石榴皮中鞣质含量最高，主要有安石榴苷（Punicalagin，PC）、安石榴林、鞣花酸（Ellagic acid，EA）、石榴皮亭等；黄酮类在石榴中主要有黄酮、黄酮醇、花色素等；石榴中酚酸类成分主要有没食子酸（Gallic acid，GA）、原儿茶酸、咖啡酸、绿原酸、阿魏酸等[13,14]。在石榴的各个部位中，其果皮的多酚含量最高且种类繁多，约占石榴皮干重的 10％～20％，石榴皮多酚（Pomegranate peel polyphenols，PPPs）作为石榴皮中的主要活性成分，具有抗氧化、抗炎、抑菌、抗癌、降血脂等许多生理活性。

（1）安石榴苷　安石榴苷（Punicalagin，PC）是石榴中一种独特的酚类成分，尤其富含于果皮中。安石榴苷（2,3-六羟基二苯基-胆碱-D-葡萄糖）分子式为 $C_{48}H_{28}O_{30}$，是石榴皮中分子量最大的酚类成分，分子量 1084.72，存在两种同分异构体，α-安石榴苷和 β-安石榴苷，其分子结构式见图 1-1。PC 为棕黄色不定型粉末，可溶于甲醇、乙醇等有机溶剂，易溶于水。PC 在机体内可以水解成鞣花酸，而鞣花酸可以在肠道内进一步代谢成尿石素，PC 的水解更多依赖于 pH 值而非酶促反应，其最适宜的水解 pH 值为 8[15]。李建科等[16] 采用 HPLC 法检测陕西临潼石榴皮多酚提取物，鉴定出了 9 种酚类物质，其中为 PC 的含量最高，达到 65.75％；刘丽等[17] 对新疆石榴皮多酚进行提取，得到的总多酚有效部位中 PC、EA 和 GA 的含量大于 50%；Seeram 等[18] 用 HPLC 分析石榴皮提取纯化后的鞣花单宁，PC 含量高达 80%～85%。由于 PC 在水中易发生水解，提取时多采用有机溶剂-水混合提取的方法。PC 因为含有多个酚羟基，具有很强的抗氧化能力[19]，Gil 等[20] 发现石榴汁中 50% 的抗氧化能力是由 PC 提供的；Kulkarni 等[21] 研究发现 PC 的抗氧化作用机制是具有较强的清除 DPPH 自由基、抑制脂质过氧化和超氧化物自由基清除活性；Yan 等[22] 发现 PC 能通过激活 Keap1-Nrf2 抗氧化防御系统，减轻棕榈酸诱导的 HepG2 细胞的脂肪毒性。此外，PC 还具有抗炎[23]、抗增殖[24] 和凋亡[25] 等作用。

（2）鞣花酸　鞣花酸（Ellagic acid，EA）化学名称为 2,3,7,8-四羟基苯并吡喃(5,4,3-cde)-5,10-二酮，是石榴皮多酚中另一种主要的黄酮类多酚化合物，分子式为 $C_{14}H_6O_8$，分子量 302，分子结构式见图 1-1。EA 在葡萄、草莓、黑莓、山核桃等软果、坚果中广泛分布。纯 EA 为黄色晶体，微溶于水和醇，EA 是 GA 的一种多酚二内酯衍生物，在植物体内主要以鞣花单宁等缩合形态存在。EA 具有抗氧化、降血脂、抗炎、抗癌等功效。EA 主要通过胃和小肠上部吸收进入血液循环[26]，当未被吸收的鞣花单宁和游离态的 EA 进入结肠后，可以被结肠内的肠道菌群代谢，产生一系列微生

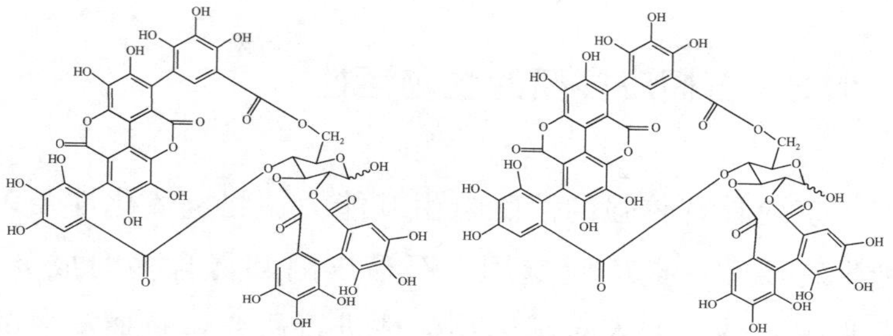

安石榴苷（α、β同分异构体）

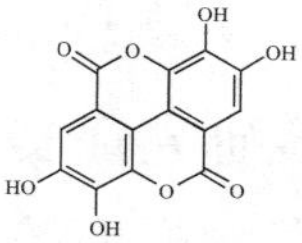

鞣花酸

图 1-1　安石榴苷（α、β同分异构体）
及鞣花酸的分子结构式

物代谢产物，统称为尿石素[27]。

刘润[5]、Lv[28]、程玉江[29] 研究发现 EA 具有体内或体外降血脂作用，通过调节 PPARγ-ABCA1/CYP7A1 信号通路，促进胆固醇的流出；周本宏等[30]研究发现 EA 具有清除自由基的能力；郑英俊等[31] 证实 EA 能够通过调控 NF-κB 通路，促进癌细胞凋亡；Sepand 等[32] 发现 EA 对由庆大霉素引起的氧化损伤、线粒体功能障碍和凋亡相关的肾毒性具有保护作用；Firdaus 等[33] 研究证明 EA 能减轻 SH-SY5Y 细胞的线粒体功能障碍和细胞毒性。

1.1.3　石榴皮多酚的生物活性

多酚具有较强的清除自由基能力、强抗氧化性及多种生物活性，被广泛应用。石榴皮因其富含多酚成分，引起越来越多的人对其生物活性进行研究，石榴皮多酚的生物活性、作用机制及其应用已经成为国内外学者的一个研究热点。

（1）抗氧化　许多研究证实，PPPs 具有较强的抗氧化活性，这与多酚类物质具有大量的酚羟基密切相关。酚羟基中的邻位酚羟基极易被氧化，提供质子，捕获活性氧等自由基，具有很强的清除自由基的能力，从而实现其抗氧化功能。许多研究已经证明，石榴皮提取物之所以具有良好的抗氧化性能，与其多酚成分密切相关，且提取物中多酚含量的高低与抗氧化作用有明显的剂量效应[34]。李建科等[16] 研究了 PPPs 的抗氧化能力，结果表明 PPPs 在体外具有较强的清除自由基能力，在小鼠体内能够提高抗氧化酶活性；唐丽丽[35] 对 PPPs 清除不同自由基的能力进行比较，其抑制效果依次为 $ABTS^+ >$ DPPH・$> \cdot OH$；唐远谋等[36] 研究发现石榴皮粗提物、GA 和 PPPs 纯化物对不同的自由基清除能力不同，石榴皮粗提物清除 DPPH・和 $O_2^- \cdot$ 的能力最强，PPPs 纯化物清除・OH 的能力最强；另外，石榴提取物还具有减少巨噬细胞氧化应激和脂质过氧化的作用[37]；PPPs 预处理能够明显提升 CCl_4 诱导的肝损伤大鼠肝脏体内抗氧化酶的活性，并使脂质过氧化比模型组降低 54%[38]；梁俊等[39] 研究显示，PPPs、PC 和 EA 都具有抑制 Cu^{2+} 诱导的脂质过氧化的作用；Sun 等[40] 研究发现，石榴提取物能通过减轻高血压大鼠体内的氧化应激来减轻线粒体损伤；Ekhlasi 等[41] 研究结果显示，石榴汁联合低热量饮食能够显著改善非酒精性脂肪肝（NAFLD）患者的抗氧化状态，降低转氨酶水平；赵艳红等[42] 对 PPPs 体外抗氧化活性的研究表明，PPPs 的抗氧化活性与多酚含量尤其是 PC 的含量呈明显的剂量依赖效应，说明 PC 起到了关键作用。

（2）抗炎　有研究表明，石榴皮的甲醇提取物有抑制炎症和镇痛的作用[43]，其抗炎作用可以通过抑制炎性介质的表达从而来抑制 NO 和 PGE_2 的分泌。Lee 等[44] 从石榴中分离提取出 PC 等四种成分，发现其均可在体外抑制 NO 和 PGE_2 的分泌以及 iNOS 和 COX-2 的表达，且在体内试验中，石榴提取物可以抑制角叉菜胶诱导的小鼠足部水肿。Dell'Agli 等[45] 发现石榴皮的甲醇提取物和 EA、PC 均能够抑制转染的 THP-1 细胞中 NF-κB 启动子的活性；PPPs 预处理对骨关节炎患者的基质金属蛋白酶（MMPs）有显著的抑制作用，PPPs 可以在细胞水平抑制 IL-1β 诱导的 MMPs 的表达、MAPK 的磷酸化，说明 PPPs 可以防止骨关节炎患者胶原降解和关节破坏[46]；石榴提取物还具有降低福尔马林诱导小鼠的疼痛感，并且对乙醇诱导的胃损伤有保护作用[47]。Harzallah 等[48] 研究发现，石榴皮、石榴花、石榴籽油均可抑制血清中细胞炎症因子 IL-6 和 TNF-α 的水平，具有抗炎作用。Bachoual 等[49] 研究了石榴皮水提液（PGE）的体内外抗炎作用，发现 PGE 在体外不能清除 H_2O_2，但能直接抑制髓过氧化物酶活性，减轻 LPS 诱导的小鼠肺部炎症；Houston 等[50] 研究表明，PPPs 对体外皮肤具有抗炎作用；Choudhury 等[51] 研究表明，石榴对于砷诱导的肝细胞炎症和凋亡有保护作用。石榴皮提取物已经发现具有良好抗炎效果，可以抑制多种炎性介质和促炎细胞因子的分泌和表达，但是目前多集中于一些传统急性炎症的研究，对于代谢性慢性低度炎症及抗炎作用的分子机制有待进一步深入研究。

（3）抑菌　对于微生物，石榴皮中的多酚能够凝固其原生质和多种酶，破坏细胞完整性，引起胞内成分释放，从而抑制多种细菌和真菌的生长。有研究发现，石榴皮提取物对葡萄球菌和大肠杆菌都有明显的抑制作用[52]。Al-Zoreky[53] 也研究发现，石榴皮的甲醇提取物对李斯特菌、葡萄球菌、大肠杆菌和小肠结肠炎耶尔森菌均有抑制作用。董周永等[54] 将 PPPs 对 12 种常见的食品污染菌的抑制作用进行了研究，发现 PPPs

对 G^+ 菌的抑制作用更强，对霉菌几乎不起作用。周本宏等[55] 研究发现，石榴皮对淋球菌有抑制作用。乔树华等[56] 对不同溶剂提取的石榴皮的抑菌活性进行比较，发现甲醇提取物对黄瓜枯萎病菌的抑制作用最强；在实际应用中，邵伟等[57] 在酱油的储藏过程中用石榴皮提取物代替化学防腐剂，取得了良好的抑菌效果。

（4）抗癌　研究证实，植物多酚作为抗诱变剂，能够抑制络氨酸激酶和激素，提高染色体修复能力，并通过免疫应答来发挥抗癌的作用[58]。石榴提取物（果汁、籽油、果皮）可以抑制前列腺癌细胞增殖、中断细胞周期、诱导细胞凋亡，从而抑制肿瘤生长[59~61]。Shukla等[62] 报道 PPPs 能够通过调控 WAF1/p21 信号分子来改变前列腺癌细胞 DU145 的细胞周期。Settheetham等[63] 发现 PPPs 能够引发 Raji 和 P3HR-1 两种人淋巴癌细胞株的凋亡；Song 等[64] 研究发现，PPPs 可以通过阻断细胞周期、诱导线粒体凋亡，来抑制肝癌细胞HepG2 的生长；Sartippour 等[65] 研究发现，石榴提取物可以抑制前列腺癌血管生成；此外，石榴提取物对皮肤癌、乳腺癌、肺癌也有抑制作用[66,67]。

（5）保护心血管系统　石榴有明显的降血脂作用[68~70]。目前多认为，是其富含多酚、黄酮类物质，具有很强的抗氧化性能，通过清除自由基、抑制脂质过氧化、改善血管内皮功能等来实现保护心血管的作用[71,72]。石榴皮提取物可以降低高脂血症大鼠的血脂水平，包括甘油三酯（TG）、总胆固醇（TC）、低密度脂蛋白（LDL）。程霜等[73] 对高脂血症 SD 大鼠的研究发现，PPPs 不仅可以降低上述血脂指标，还能够降低游离脂肪酸（FFA）水平，提高高密度脂蛋白（HDL）水平；李云峰等[74] 研究发现 PPPs 在小鼠体内能够保护血管内皮、调节血脂，具有抗动脉粥样硬化（AS）的作用，并且对石榴不同部位的提取物进行比较，发现石榴皮的效果要好于石榴果肉。Lv 等[28] 在体外对 L02 肝细胞的研究发现，PPPs、PC 和 EA 均能够通过激活 PPARγ -ABCA1/CYP7A1 通路，促进胆固醇流出，降低细胞 TC、总胆汁酸（TBA）含量。Zhao 等[75] 研究认为 PPPs 通过上调 ABCA1 和 LXRα 的表达，促进 RAW264.7 巨噬细胞的胆固醇流出。连军[76]、周众等[77] 对糖尿病大鼠研究发现，石榴皮醇提取物具有较强的降血脂和降血糖效果。Wu 等[78] 的研究结果显示石榴皮提取物、PC、EA 可以抑制 3T3-L1 脂肪细胞中脂肪酸合成酶的活性和脂肪的生成。

（6）其他生理活性　PPPs 除了具有上述生理功能外，许多研究还发现其具有抑制肥胖[79,80]、降低血糖[81~84]、保护消化系统[85] 和神经[86] 的功能。另外，石榴皮还可以作为一种新型吸附剂，用来吸附废水中的染料和重金属污染[87]；并且石榴皮提取物还可以抑制酶的活性，如 α-淀粉酶和 α-葡萄糖苷酶[88]。

1.2
炎症反应

　　炎症，分为传统炎症和代谢性炎症。传统炎症是指机体对外来病原体或组织损伤而引发的宿主反应，从而消除其对机体的有害刺激，例如感染和伤害性刺激，并启动受损组织的愈合和修复过程[89]。代谢性炎症是一种低程度的系统性炎症，是指由于营养物摄入和代谢过剩而引发机体炎症的过程。代谢性炎症和传统炎症最明显的区别是，前者没有炎症反应红、肿、痛、发热等典型的表型症状，但是它也涉及分子和信号通路的转导，并与传统炎症的信号通路相似，同时也可以造成炎性分子的表达增高、活性增强[90,91]。炎症反应在正常生理和病理过程中都起着至关重要的作用[92]，代谢性炎症这种慢性低度炎症可以持续长期作用，对相关器官的形态和功能造成损伤，从而对机体的生理功能产生严重的影响，最终导致许多慢性疾病的产生，包括动脉粥样硬化（Atherosclerosis，AS）、非酒精性脂肪肝（Non-alcoholic fatty liver disease，NAFLD）、胰岛素抵抗（Insulin resistance，IR）、心脑血管疾病、糖尿病（Diabetes mellitus，DM)、癌症、关节炎和神经退行性病变等代谢综合征[93,94]。

1.2.1 炎症反应进程

心脑血管疾病已经成为发达国家主要的人口死亡原因，每年约有1500万人死于心脑血管疾病，约占全球疾病总死亡人数的1/3，居于各种疾病之首。近些年来，我国心脑血管疾病的死亡人数也逐年增加，已高居我国社区居民死亡原因的第一位，约占总死亡构成比的41%。AS、MS等心脑血管疾病形成的原因就是由于各种损伤因素（如氧化低密度脂蛋白、高血糖、脂多糖等）作用于血管内皮，血管内皮细胞发生功能性障碍，从而表达并释放大量的活性物质和黏附因子，吸附并黏附淋巴细胞，激活的淋巴细胞也释放出大量的炎性介质和促炎因子，共同参与到整个慢性炎症过程中[95]。

炎症反应的过程分为以下几个步骤：

① 血管内皮经炎症刺激物（如 ox-LDL、LPS 等）刺激后，释放出黏附分子，局部发生炎症反应。

② 激活 T 细胞，引发免疫反应，内皮细胞继续分泌炎症因子和趋化因子，在这些因子的作用下，引导单核细胞与内皮细胞黏附并穿越内皮；具体进程又可分为单核细胞滚动、单核细胞黏附到血管内皮（又分为两个

石榴皮多酚及其在慢性炎症调节中的应用

阶段，初始黏附和紧密黏附）、单核细胞穿越血管内皮细胞、向相应的炎症部位发生渗出（见图 1-2）。

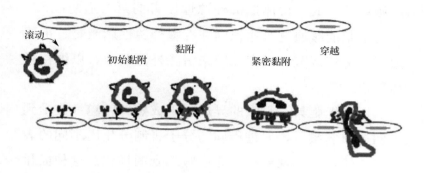

图 1-2　白细胞滚动、黏附及穿越血管内皮细胞的过程

　　③ 单核细胞在内皮下转化为巨噬细胞。一方面，巨噬细胞摄取氧化低密度脂蛋白（ox-LDL）成为泡沫细胞，大量积累在血管内膜下的泡沫细胞发生凋亡，导致血栓和炎性坏死斑块形成。另一方面，巨噬细胞分泌促炎因子、炎性介质和蛋白水解酶，进一步激发或加重炎性反应，导致斑块稳定性下降、血管内皮功能障碍或损伤，以及 AS 的发生和发展[96]。

1.2.2　巨噬细胞

　　巨噬细胞（Macrophage）是机体重要的一类固有免疫细胞，它来源于骨髓干细胞，前单核细胞经过分化发育成为单核细胞，单核细胞经由血液循环进入全身组织，在组织内经过分化成为不同组织的巨噬细胞，血液和组织中的单核和巨噬细胞共同构成全身的单核-巨噬细胞系统，成为机体抵御外源性侵害的第一道防线[97]。巨噬细胞能够通过快速识别并吞噬外源性刺激物、抗原递呈、免疫调节和炎症反应来清除外源刺激，以维持机体稳定[98,99]。

巨噬细胞具有很强的异质性，成熟的巨噬细胞受到不同病原刺激后，通过不同的分子机制分化出不同的表型和功能，这一现象称之为巨噬细胞的极化。这种极化作用在不同的炎症疾病和疾病的不同阶段，受到不同的信号通路的调控，巨噬细胞参与的极化状态也不同[100]。巨噬细胞分为两种极化类型：经典激活型（M1 型）和选择激活型（M2 型）。脂多糖（LPS）、γ 干扰素（IFN-γ）、内源性或外源性肿瘤坏死因子（TNF-α）、粒细胞巨噬细胞集落刺激因子（GM-CSF）可以诱导分化成 M1 型巨噬细胞，M1 型巨噬细胞的作用主要是杀灭侵入细胞内的病原体，分泌大量促炎细胞因子，促进适应性炎症反应和免疫应答。M1 型巨噬细胞能够活化相关酶（iNOS 和 COX-2）和炎性介质（NO、PGE$_2$）、分泌活性氧（ROS）、促炎细胞因子（IL-1β、IL-6、TNF-α 等）和细胞趋化因子等。细胞因子 IL-4 和 IL-13 可以诱导分化成 M2 型巨噬细胞，M2 型巨噬细胞的作用主要是分泌抗炎性因子、增强组织机能、抗炎和促进损伤的组织修复。M1 型巨噬细胞主要出现在炎症反应

石榴皮多酚及其在慢性炎症调节中的应用

的早期，能够促进炎症，加重组织损伤；而 M2 型巨噬细胞主要出现在炎症的发展期，能够抵抗和消除炎症，促进组织修复和伤口愈合[101~103]。因此，为了防止炎症的发展和组织损伤，有效控制 M1 型巨噬细胞的激活具有积极的意义。

1.2.3　TLR4 与 LPS

脂多糖是革兰氏阴性菌的细胞壁外壁的一种主要的组成成分。LPS 是一种内毒素，有很强的免疫原性，能够引起机体的免疫细胞识别而产生免疫应答，产生免疫反应。LPS 要通过免疫细胞表面的受体 TLR4 识别来引发免疫反应，诱导分化出 M1 型巨噬细胞进行炎症反应。

Toll 样受体（Toll like re-ceptors，TLRs）是一种跨膜蛋白，存在于免疫细胞表面，目前已知存在于人体中的 TLR 家族的分子有 11 种。TLRs 在炎症发生的分子机制中起着至关重要的作用，LPS 可以选择性地识别并激活巨噬细胞和小神经胶质细胞的 Toll 样受体 4（Toll-like receptor-4，TLR4），引发免疫反应[104]。TLR4 是一种模式识别受体（Pattern-recognition receptor，PRR），在炎症和固有免疫应答的启动和激活过程中起关键作用，能够启动细胞内的级联信号反应。TLR4 可以识别 LPS、多糖、热休克蛋白和病毒蛋白等病原分子，并进一步激活下游的 MAPKs 和 NF-κB 通路[105]。

1.2.4 炎性介质和促炎细胞因子

巨噬细胞在受到病原体刺激（如 LPS）后，在炎症反应的早期，首先极化成 M1 型，启动先天免疫反应，分泌大量的炎性介质和促炎细胞因子；而在清除炎症阶段，巨噬细胞极化为 M2 型，下调炎性介质的表达和分泌，释放抗炎细胞因子[101]。

促炎细胞因子主要包括白细胞介素 1β（Interleukin 1β，IL-1β）、白细胞介素 6（Interleukin 6，IL-6）、肿瘤坏死因子 α（Tumor necrosis factor α，TNF-α）等，可由巨噬细胞和内皮细胞产生，TNF-α 可以刺激发热中枢产热，促进炎症细胞的聚集和活化、刺激炎性介质释放，加重炎症反应。IL-1β 可以刺激诱导单核、巨噬细胞产生 TNF-α 和 IL-6，趋化中性粒细胞，促进肝细胞产生趋化因子。IL-6 可刺激巨噬细胞分泌单核细胞趋化蛋白-1（MCP-1），促进单核细胞穿膜渗出到血管内皮下，促进巨噬细胞摄取 ox-LDL，进一步促进斑块的形成。同时，这些促炎细胞因子还可以增加内皮细胞和白细胞黏附因子的分泌，促进二者紧密黏附，加重内皮损伤。

炎性介质，主要是一氧化氮（Nitric oxide，NO）和前列腺素 E2（Prostaglandin E2，PGE_2）及上游调控其生成的酶，包括诱导型一氧化氮合酶（Inducible nitricoxide synthase，iNOS）和环氧酶 2（Cyclooxygenase 2，COX-2）。一氧化氮合酶（NOS）是合成 NO 的唯一限速酶，分为神经元型（nNOS）、内皮型（eNOS）和诱导型（iNOS），iNOS 在正常情况下很少表达，当受到炎症刺激后，诱发其大量表达并生成大量的 NO，NO 可以与超氧阴离子结合形成亚硝基负离子，加剧对血管内皮细胞的损伤；而随着 NO 分泌的增多，NO 也可以直接作用，扩张血管平滑肌，抑制血小板的聚集和黏附，抑制 AS[106]。环氧酶（COX）是前列腺素（PGs）合成的关键限速酶，分为结构型（COX-1）和诱导型（COX-2）。COX-2 也在受到炎症刺激后迅速表达，并进一步催化生成 PGs 尤其是 PGE_2 参与到炎症反应中去。PGE_2 可以扩张血管，降低血压，并具有免疫抑制和抗炎作用。

许多研究表明，植物多酚具有抗炎作用，而石榴提取物也被发现能够调节炎性介质和促炎细胞因子的表达。Harzallah 等[48] 研究发现石榴花、皮和籽油均能够降低由高糖高脂饮食诱导的肥胖小鼠血清中 IL-6 和 TNF-α 的水平；Lee 等[44] 从石榴中分离提取出包括 PC 在内的四种可水解单宁，发现其均可抑制 RAW264.7 巨噬细胞 iNOS 的表达和 NO 的产生；Shukla[107] 报道，石榴提取物可以降低胶原诱导性关节炎小鼠关节中 IL-6 的水平；Hollebeeck 等[108] 发现富含 PC 的石榴皮提取物可以抑制 Caco-2 人结肠癌细胞 IL-6 的基因和蛋白表达；BenSaad 等[109] 用乙酸乙酯从石榴中分离提取 EA、GA 和 PC，发现其均可抑制 NO、PGE_2 和 IL-6 的生成；Jung 等[110] 发现石榴整果的甲醇提取物可以抑制 LPS 诱导的 BV2 小神经胶质细胞中 TNF-α 的分泌和表达；Romier- Crouzet 等[111] 研究表明石榴提取物可以抑制 IL-1β 诱导的 Caco-2 中 NO 和 PGE_2 的分泌；Larrosa 等[112] 研究表明，石榴提取物可以下调大鼠结肠炎模型中 COX-2 的过表达和 PGE_2 的水平。

1.2.5 NF-κB 通路

核转录因子 κB（Nuclear factor kappa B，NF-κB）信号通路是炎症反应中一条经典的信号通路，也是炎症通路的研究热点，具有调节控制与免疫应答、炎症、细胞增殖等反应相关的一系列黏附分子、细胞因子、炎性介质和蛋白酶的基因表达的作用[113,114]。NF-κB 包括 5 个亚单位：p50（NF-κB1）、p52（NF-κB2）、p65（RelA，NF-κB3）、Rel（cRel）和 RelB。NF-κB 广泛存在于动物细胞内，激活时不需要翻译出新的蛋白即可直接进行调控，因此，可以更迅速高效地对有害刺激做出反应。许多研究已经表明，LPS 可以通过

石榴皮多酚及其在慢性炎症调节中的应用

识别 TLR4 激活下游的 NF-κB 信号通路。NF-κB 通常以 p65/p50 二聚体形式存在，在未被激活时，NF-κB 二聚体与 κB 抑制剂（Inhibitors of κB，IκB）以三元复合物形式存在于胞浆中，处于无活性的静息状态；当细胞受到刺激信号后，IκB 激酶复合体（IκB kinase，IKK）首先被激活，将 IκB 磷酸化，从 p65/p50 二聚体上解离并发生降解，使得 NF-κB 核定位的位点暴露从而被激活，p65/p50 迅速移位进入细胞核，并与 DNA 上的特异性序列相结合，启动相关基因的转录表达[115]（见图 1-3）。

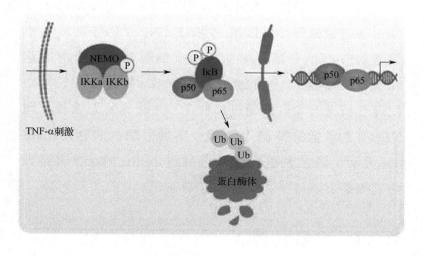

图 1-3　NF-κB p65/p50 二聚体激活过程示意图

目前关于石榴制品及其提取物对炎症的研究有很多，但大多集中在体内外试验中石榴及其提取物对于抗炎效果和细胞炎症因子等方面的研究，对于抗炎的分子机制研究较少。Shah 等[116] 报道，石榴汁和纯化的 PC 可以抑制结肠炎大鼠 NF-κB 的 mRNA 表达。Ramlagan 等[117] 发现石榴中果皮提取物能下调糖基化终产物诱导的 3T3-L1 脂肪前体细胞中 NF-κB 的过度表达。Romier-Crouzet 等[111] 发现石榴提取物能抑制 IL-1β 诱导的人结肠癌 Cao-2 细胞中 NF-κB 的活性。Dell'Agli 等[45] 发现石榴皮的甲醇提取物、EA 和 PC 均能够抑制转染的人单核 THP-1 细胞中 NF-κB 启动子活性，从而抑制由 NF-κB 启动的基因转录。Balwani 等[118] 报道从石榴叶正丁醇提取物中纯化得到的 2-甲基吡喃-4-1,3-O-β-D-葡萄糖苷，可以通过抑制 TNF-α 诱导的人内皮细胞 NF-κB 的激活，来抑制内皮细胞黏附因子的表达和中性粒细胞与内皮细胞的黏附作用；Ahmed 等[46] 发现石榴提取物可以通过抑制 IL-1β 诱导的人软骨细胞 NF-κB 的激活来抑制人基质金属蛋白酶的表达。Mandal 等[119] 研究表明石榴可以通过 NF-κB-Nrf2 通路预防乳腺癌。

1.2.6 MAPK 通路

丝裂原活化蛋白激酶（Mitogen-activated protein kinase，MAPK）属于丝氨酸/苏氨酸蛋白激酶家族，是信号转导通路的一部分，其位于 TLR4 下游，能够连接炎症以及其他细胞外信号到细胞内应答。所有的真核细胞都能表达 MAPK，其基本组成是一个三级激酶模式，包括 MAPK 激酶激酶、MAPK 激酶和 MAPK，在受到不同刺激，如细胞因子、激素、神经递质、细胞应激及黏附因子刺激后，三级激酶依次被激活，逐级磷酸化，共同调节细胞的生长、分化、发育、炎症、凋亡等多种细胞生理或病理过程。MAPK 可分为 4 个亚族：ERK、p38、JNK 和 ERK5，在哺乳动物细胞中存在着三条并行的 MAPK 信号通路：ERK 信号通路、JNK/SAPK 通路和 p38 MAPK 通路。MAPK 逐级激活过程如图 1-4 所示。

近年来，大量的体外研究表明，巨噬细胞可以通过 MAPK 通路中的 ERK、p38 和 JNK 通路调控炎性介质的产生和基因表达[120]。MAPK 可以被物理或化学刺激激活，调控炎症相关蛋白、细胞因子（如 IL-1β、IL-6 和 TNF-α）和免疫应答[121]。有文献显示，LPS 刺激后，ERK、p38 和 JNK 通路都可以调节 COX-2 和 iNOS 的表达[104,120,122]，但也有研究发现 MAPK 只有其中一条或两条通路能够调控 LPS 诱导的 COX-2 和 iNOS 的表达[93,105,123~125]。Shukla 等[107] 研究发现，石榴提取物能够抑制 LPS 诱导的小鼠巨噬细胞中 JNK 通路的激活，然而，MAPK 的另外两条通路 ERK 和 p38 通路在文中未见报道。有研究表明 NF-

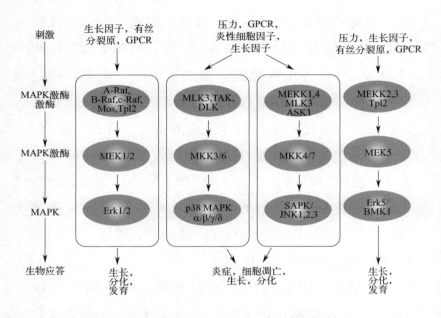

图 1-4 MAPKs 逐级激活过程示意图

κB 通路可以被 MAPK 所激活[126,127]，然而也有研究显示 NF-κB 和 MAPK 之间是负调节作用[128,129]，因此，NF-κB 与 MAPK 之间的关系是十分复杂的，具体调控方式取决于不同的细胞类型和刺激种类等。LPS 通过 TLR4-MAPK-NF-κB 刺激细胞炎症反应的过程见图 1-5。

关于石榴多酚，石榴皮中含量最高，安石榴苷、鞣花酸、没食子酸等是其主要活性物质，已作为一些药物生产的原料而被广泛应用。目前对石榴皮多酚的研究尚

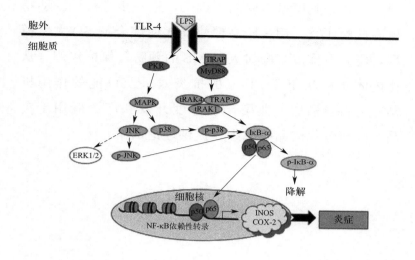

图 1-5　LPS 激活 TLR4-MAPK-NF-κB
通路引发炎症反应的示意图

处于起步阶段，主要集中在 PPPs 的提取、纯化方法的优化，PPPs 成分的测定及其抗氧化活性等方面。随着研究逐渐深入，国内外学者对 PPPs 的抗癌、抗菌消炎、降脂、延缓衰老等功效也进行了初步研究；除此之外，PPPs 的抗炎、抗感染，以及阻止肥胖、预防和治疗糖尿病和心脑血管疾病等方面的研究也逐步展开，并逐渐向其分子机制深入。本文通过体外试验研究，建立 RAW264.7 小鼠巨噬细胞炎症模型，观察石榴皮多酚（PPPs、PC、EA）对细胞炎症因子和炎性介质表达的影响、对 MAPK 和 NF-κB 信号通路磷酸化的影响，从分子机制上揭示 PPPs 及其主要成分对炎症抑制的作用靶点；在细胞模型试验的基础上，进一步进行试验动物体内试验研究，用高脂高糖建立代谢综合征 SD 大鼠模型，研究石榴皮多酚对大鼠 MS 的预防和保护作用，从体内体外相互印证 PPPs 的抗炎效果及可能的作用机制，为将石榴加工业副产物深度开发和广泛应用于食品、医药及保健品领域中，提供理论依据。

石榴皮多酚及其在慢性炎症调节中的应用

第 2 章

石榴皮多酚
对体外炎症反应的
调节作用

在传统中药中，石榴皮、石榴根和石榴汁等不同的提取物和制剂，特别是石榴皮，被用于治疗多种疾病。石榴含有丰富的花青素和酚类化合物，其酚类物质在石榴果皮中的含量最高。因此，石榴皮是许多天然酚类化合物、黄酮类化合物以及单宁类物质的一种重要来源[132]。这些独特的植物化学物与石榴生物活性的多样性密切相关。研究报道，石榴及其提取物具有抗糖尿病、抗氧化、抗菌、抗肥胖、抗癌、降血脂等多种生物学活性。

研究表明，许多慢性疾病如 MS、AS、糖尿病、非酒精性脂肪肝等都与炎症反应密切相关。炎症反应发生时，炎症细胞如巨噬细胞在受到刺激后，被活化发生极性分化，从而释放出大量炎性介质和促炎细胞因子，这些因子不但可以直接参与炎症反应，还可以进一步诱导炎症的发展[133]。因此，调节控制这些炎性介质和促炎细胞因子的分泌和表达，为降低或控制机体或组织器官的炎症状态，预防和治疗各种炎性疾病提供了一条有效的途径。

本章围绕石榴皮多酚及其主要成分安石榴苷和鞣花酸对 RAW264.7 小鼠巨噬细胞炎性介质和促炎细胞因子的影响展开研究，利用体外细胞炎症模型，探讨石榴皮多酚对体外炎症反应的调节作用。

2.1
石榴皮多酚的组成

2.1.1　样品制备

　　石榴皮来源于陕西临潼，品种为净皮甜石榴，石榴皮经40℃鼓风干燥40h后，粉碎机粉碎过60目筛，采用超声波辅助提取法进行提取，按照料液比1∶20（g/mL）加入60％的乙醇，置于超声波清洗器中，超声功率为90W，室温下超声提取25min后过滤，滤液经4000r/min离心20min，得到粗提液。粗提液用XRD-6型大孔树脂进行纯化吸附后，用70％乙醇进行解吸，纯化后的提取液40℃下真空旋转蒸发回收乙醇后，冷冻干燥得到石榴皮多酚纯化物冻干粉。用福林酚法测定其多酚含量为57.09％，于−20℃避光保存。

2.1.2　多酚组成的测定方法

　　在进行石榴皮多酚成分测定时，准确称取石榴皮多酚纯化物冻干粉2mg，用色谱级甲醇配制成1mg/mL

待测样品溶液，高效液相色谱法测定其主要多酚组成，色谱条件具体见表 2-1。

表 2-1   PPPs 液相色谱条件

名称	条件
色谱柱	Agilent zorbax SB-C18 (5μm，4.6mm×250mm)
柱温	30℃
检测波长	280nm
进样量	20μL
流速	1mL/min
流动相	流动相 A：1％冰醋酸，pH3.0。流动相 B：甲醇
检测程序	B：5％～44％（0～70min）。B：44％（70～80min）。B：5％（80～90min）

2.1.3   PPPs 组成成分的 HPLC 分析

用高效液相色谱技术（HPLC）检测 PPPs 的主要成分，检测结果见图 2-1。从图中可以看出，共检测出 6 种化合物，按照出峰时间依次是：没食子酸（7.15min）、安石榴苷-α 和安石榴苷-β（同分异构体，10.72min 和 17.02min）、儿茶素（22.97min）、绿原酸（33.97min）、表儿茶素（36.55min）和鞣花酸（62.14min）。其中，安石榴苷含量最高，为 464.48mg/g，其次为鞣花酸，含量为 71.50mg/g，余下的含量由高到低依次为儿茶素 45.14mg/g、没食子酸 38.24mg/g、表儿茶素 35.28mg/g

和绿原酸 8.85mg/g。

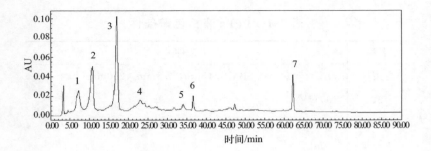

图 2-1　PPPs 的 HPLC 检测色谱图

1—没食子酸；2—安石榴苷-α；3—安石榴苷-β；4—儿茶素；

5—绿原酸；6—表儿茶素；7—鞣花酸

［液相条件为安捷伦 SB-C18（5μm，4.6mm×250mm）；

检测波长为 280nm；柱温为 30℃；进样体积为 20μL］

2.2
PPPs 对巨噬细胞活力的影响

2.2.1　巨噬细胞与炎症反应的关系

慢性低度炎症与肥胖、2 型糖尿病等代谢性疾病息息相关。代谢和免疫之间的相互作用在该类疾病的发生发展中起着举足轻重的作用。在这些代谢性疾病的炎症反应部位均可以观察到巨噬细胞等免疫细胞的浸润。免疫细胞的炎性浸润可形成一种慢性低度炎症状态，进而加剧疾病进程。巨噬细胞是人体固有免疫系统中重要的组成部分，具有强大的识别、吞噬、清除细菌及外来异物的功能。巨噬细胞作为免疫应答的第一道防线，可以通过识别清除病原体、杀伤靶细胞、抗原提呈、免疫调节等功能维持机体的稳态，然而，其过度的聚集和活化也会导致机体的组织损伤，故其动态平衡在组织的稳态中起着重要的作用。巨噬细胞能在组织中存活长达数月，因而是慢性炎症性疾病的关键参与者。

巨噬细胞在炎症反应阶段的主要作用是产生启动先天免疫反应的炎症细胞因子（如 IL-1、IL-6 和 TNF-α）；在清除炎症反应阶段，巨噬细胞则下调炎症介质的生成，使抗炎细胞因子（如 TGF-β 和 IL-10）释放增加。巨噬细胞能适应和应对各种微环境刺激，这是由于巨噬细胞具有可塑性和异质性的基础特点，因此可以适应和应对各种微环境刺激。例如，当微环境中存在促炎细胞因子 IFN-γ、IL-1β 或 LPS 等时，巨噬细胞能被经典激活，极化形成 M1 型巨噬细胞；而当微环境中存在 IL-4、IL-10 或 IL-13 时，巨噬细胞则被选择性激活，极化形成 M2 型巨噬细胞。M1 型巨噬细胞在炎症反应的起始启动阶段起关键作用，能加重组织损伤；M2 型巨噬细胞则对炎症的消除和组织修复至关重要。M1 型巨噬细胞的标志是释放大量炎性细胞因子、Th1 趋化因子和 ROS /NOS 产物；而 M2 型巨噬细胞的标志是产生大量的抗炎细胞因子、Th2 趋化因子、C-型凝集素、清道夫受体和多胺。因此，为了防止宿主组织损伤，必须严格控制 M1 型巨噬细胞的激活；而人为地使巨噬细胞向 M2 型方向极化，则可达到对炎症反应进行干预的效果。研究表明，巨噬细胞极化及其功能上的可塑性和异质性是疾病发展和转归的关键因素，而巨噬细胞极化与不同信号通路的选择性基因表达的调控有关（图 2-2）。因此，揭示巨噬细胞极化相关的信号通路的调控机制对发展以巨噬细胞极化为中心的治疗策略具有十分重要的意义。

2.2.2 细胞培养技术

通过细胞培养技术可以很好地研究 PPPs 对巨噬细胞炎症反应的调节作用。RAW264.7（小鼠单核巨噬细胞白血病细胞）是由加利福尼亚索尔克研究所的 Raschke W C 于 1976 年在雄性 BAB/14 小鼠腹腔注射 A-MuLV（Abelson 鼠科白血病病毒）诱发肿瘤的腹水中建立的，是最常见的炎症细胞模型之一。RAW264.7 细胞一般为圆形或椭圆形，颜色较深，贴壁牢固〔图

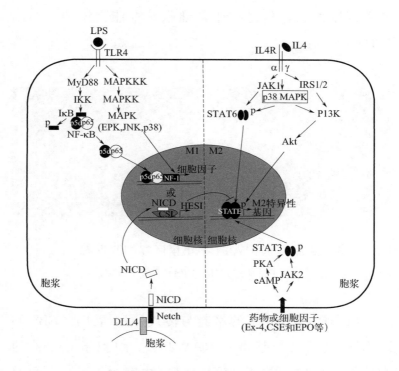

图 2-2　巨噬细胞极化相关信号通路

2-3（A）〕。RAW264.7 细胞具有较强的吞噬能力，在吞
噬抗原后，细胞会释放出趋化因子，促使分化，细胞
伸出伪足，攀爬能力增强。在细胞培养过程中，细胞
吞噬抗原过多、培养条件恶劣或传代后细胞稀疏等情
况，都会使细胞呈现出梭形、长梭形的形态，消化难
度增加。研究炎症反应时最经典的细胞株系就是
RAW264.7 细胞株，在受到炎症刺激（如 LPS）后，
可引起 RAW264.7 细胞形态学改变，胞体增大呈梭形

和不规则形状，伪足扩张，细胞贴壁能力增强［（图 2-3(B)］。

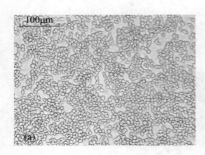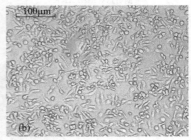

图 2-3　RAW264.7 小鼠巨噬细胞形态

(a) 正常状态；(b) LPS 激活后的状态

（1）RAW264.7 的培养与传代　用含 10％FBS 的 DMEM 高糖培养基培养 RAW264.7 细胞于 $25cm^2$ 的细胞培养瓶中，放于 37℃、CO_2 浓度为 5％、饱和湿度的细胞培养箱中培养。当细胞增殖到培养瓶面积 90％左右时进行细胞传代处理。弃掉瓶内旧培养基，用回温的 PBS 冲洗 2～3 次，加入 0.25％的胰蛋白酶消化液 1mL，轻轻摇晃使消化液与细胞充分接触，消化时间约为 30s（镜下观察应见到细胞回缩、变圆，细胞间隙变大，细胞边缘变亮），立即吸取消化液，加入新鲜培养基，充分吹打细胞并混匀，然后接种入新培养瓶中，传代比例为 1∶4，约 48h 传代一次。

（2）RAW264.7 的冻存　细胞冻存时消化部分的操作同传代，将消化下来的细胞悬液以 800r/mim 离心 3min。弃掉上清后，加入提前配好的细胞冻存液，冻存的细胞密度约为（5～10）×10^6 个/mL，分装于冻存管中，每管体积 1mL。封口膜封口，放入细胞程序冻存盒中，于 −80℃ 超低温冰箱中冻存过夜，可在超低温冰箱中短期保存，也可转入液氮中长期保存。

（3）RAW264.7 的复苏　将冻存管从液氮中取出后，立即放入装有 38～40℃ 温水的烧杯中，在水中轻轻摇动，使冻存液快速解冻，将解冻后的细胞悬液轻轻吹打均匀后吸出，转移至 6mL、37℃ 预温的细胞培养液中，于细胞培养箱中培养约 12h，待细胞贴壁后更换新鲜的培养液继续培养。

2.2.3　PPPs 对巨噬细胞活力的影响

2.2.3.1　PPPs 对 RAW264.7 巨噬细胞的毒性

LDH 是稳定的胞浆酶，当细胞膜受损时，便释放到细胞培养液中，因此 LDH 是反映细胞完整性的一个重要指标。用不同浓度的 PC、EA 和 PPPs 分别与 RAW264.7 巨噬细胞共同孵育 25h，采用 2,4-二硝基苯肼比色法检测各受试物对巨噬细胞乳酸脱氢酶（Lactate dehydrogenase，LDH）释放的影响，按照试剂盒使用说明进行操作。

（1）取对数生长期的RAW 264.7细胞，以4×10^5个/mL的密度接种于96孔板中，培养箱中培养24h，换成无血清培养基，分组处理细胞：对照组、PC组（1、10、50、100μmol/L）、EA组（1、10、50、100μmol/L）、PPPs组（1、10、50、100、200μg/mL），每个处理设置6个复孔。作用25h后，收集细胞培养液，2000r/min离心10min，取上清进行后续试验。

（2）空白孔中加入25μL双蒸水，标准孔和对照孔中加入5μL双蒸水；标准孔中加入20μL标准液（0.2mmol/L）；测定孔和对照孔分别加入20μL待测样品液；然后所有孔中均加入25μL基质缓冲液；最后在测定孔中加入5μL辅酶I，使各孔总体积均达到50μL。

（3）混匀，放入微孔板恒温振荡器中37℃温浴15min。

（4）再于各孔中加入25μL 2,4-二硝基苯肼，混匀，放入微孔板恒温振荡器中37℃温浴15min。

（5）各孔中均加入NaOH溶液（0.4mol/L）250μL，混匀，室温放置5min，酶标仪波长450nm处测定吸光度。独立重复试验3次。

（6）细胞上清中LDH活性的计算：

$$LDH 活性(U/L) = \frac{测定孔 OD 值 - 对照孔 OD 值}{标准孔 OD 值 - 空白孔 OD 值}$$
$$\times 标准品浓度(0.2\mu mol/L) \times 1000$$

石榴皮多酚及其在慢性炎症调节中的应用

三种受试物对 RAW264.7 巨噬细胞 LDH 释放量的影响见图 2-4。与对照相比，PC、EA 的浓度在 $50\mu mol/L$ 及以下，PPPs 浓度在 $100\mu g/mL$ 及以下，LDH 的释放量无显著性差异（$P > 0.05$），说明 PC、EA 浓度在 $1\sim50\mu mol/L$，PPPs 浓度在 $1\sim100\mu g/mL$ 之间对 RAW264.7 巨噬细胞无明显的毒性作用。

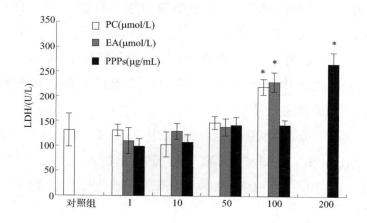

图 2-4　PC、EA 和 PPPs 对 RAW264.7

巨噬细胞 LDH 释放的影响

（与对照相比，* 表示 $P < 0.05$）

2.2.3.2　PPPs 对 RAW264.7 巨噬细胞增殖的影响

采用噻唑蓝（MTT）法测定各受试物对 RAW264.7 巨噬细胞增殖的影响。MTT 法又称 MTT 比色法，是一种检测细胞存活和生长的方法。其检测原理为活细胞线粒体中的琥珀酸脱氢酶能使外源性 MTT 还原为水不溶性的蓝紫色结晶甲瓒（Formazan）并沉积在细胞中，而死细胞无此功能。二甲基亚砜（DMSO）能溶解细胞中的甲瓒，用酶联免疫检测仪在一定波长处测定其光吸收值，可间接反映活细胞数量。在一定细胞数范围内，MTT 结晶形成的量与细胞数成正比。该方法已广泛用于一些生物活性因子的活性检测、大规模的抗肿瘤药物筛选、细胞毒性试验以及肿瘤放射敏感性测定等。它的特点是灵敏度高、经济。

（1）取对数生长期的 RAW264.7 细胞，以 5×10^4 个/mL 的密度接种于 96 孔板中，细胞培养箱中培养过夜，使细胞完全贴壁。

（2）分组处理细胞：对照组、PC 组（1、10、50、100μmol/L）、EA 组（1、10、50、100μmol/L）、PPPs 组（1、10、50、100、200μg/mL），每个处理设置 6 个复孔。培养 25h。

（3）小心吸弃上清，PBS 轻轻洗板 2 次。

（4）每孔加入 180μL 无血清培养基，再加入 20μL MTT 溶液（5mg/mL），置于细胞培养箱内孵育 4h。

（5）吸取培养液后各孔加入 150μL DMSO，微孔板振荡器中低速振摇 10min，使甲瓒结晶充分溶解。

（6）酶标仪测定双波长吸光度，测定波长为 570nm，校正波长为 630nm。独立重复试验 3 次。

MTT 法检测不同浓度的 PC、EA 和 PPPs 对 RAW264.7 巨噬细胞的增殖情况及存活率影响见

图 2-5。当 EA 浓度达到 $100\mu mol/L$，PPPs 浓度达到 $200\mu g/mL$ 时，对细胞的存活率可极显著性降低（$P < 0.01$），说明该浓度可显著性地抑制巨噬细胞的增殖。PC 浓度在 $1\sim100\mu mol/L$、EA 浓度在 $1\sim50\mu mol/L$、PPPs 浓度在 $1\sim100\mu g/mL$ 范围内对 RAW264.7 巨噬细胞的增殖无显著性影响。结合 2.3.2.1 的细胞毒性试验结果，最终选取 PC 和 EA 浓度 1、10、$50\mu mol/L$，PPPs 浓度 1、10、$100\mu g/mL$ 作为后续试验的作用浓度。

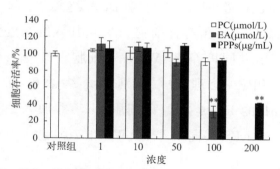

图 2-5　PC、EA 和 PPPs 对 RAW264.7 巨噬细胞增殖

情况和存活率的影响

（与对照相比，** 表示 $P < 0.01$）

2.2.4　试验分组及处理

对于后续试验，均按以下分组处理细胞。先将对数生长期的细胞根据需要铺于细胞培养板中，待细胞完全

贴壁后，换无血清培养基饥饿培养过夜，然后细胞按下列分组处理：

（1）空白对照组（Control组）　含DMSO 0.2%的完全培养基培养RAW264.7细胞。

（2）模型组（LPS组）　加入终浓度为1μg/mL的LPS处理RAW264.7细胞。

（3）PC处理组　分别加入终浓度为1、10、50μmol/L的PC预孵育细胞1h，再加入终浓度为1μg/mL的LPS共同培养RAW264.7细胞。

（4）EA处理组　分别加入终浓度为1、10、50μmol/L的EA预孵育细胞1h，再加入终浓度为1μg/mL的LPS共同培养RAW264.7细胞。

（5）PPPs处理组　分别加入终浓度为1、10、100μg/mL的PPPs预孵育细胞1h，再加入终浓度为1μg/mL的LPS共同培养RAW264.7细胞。

2.3
PPPs对LPS诱导巨噬细胞ROS生成的调节作用

细胞内ROS的过度产生会导致细胞炎症应答并进一步引发氧化应激和组织损伤，所以ROS的激活可以看作是引发炎症反应的一个重要指标。

将细胞以 4×10^5 个/mL 的密度接种于 12 孔板中，饥饿培养后，按照 2.2.4 小节的分组处理细胞，待 LPS 诱导 24h 后，吸取细胞培养液，用 PBS 洗 3 遍，然后加入用无血清培养基稀释过的 DCFH-DA（稀释比例为 1：1000），使其终浓度为 $10\mu mol/L$，放于 37℃恒温培养箱中孵育 25min，快速用 PBS 洗 3 遍，以充分去除未进入细胞内的 DCFH-DA，每孔加入 1mL PBS，在荧光显微镜下进行观察并拍照；用于定量试验的细胞，将细胞用细胞刮刀收集到荧光酶标板中，在荧光酶标仪上读取荧光度值，激发波长为 488nm，发射波长为 525nm。

从图 2-6 可以看出，LPS（$1\mu g/mL$）刺激细胞后，ROS 的释放明显升高，而 PC、EA 和 PPPs 预处理后，细胞内 ROS 的释放量较 LPS 组明显降低，呈现剂量依赖效应，并且高浓度组的 PC（$50\mu mol/L$）、EA

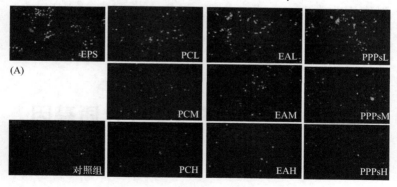

图 2-6

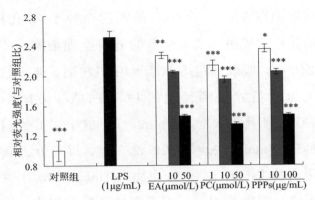

图 2-6 PC、EA 和 PPPs 对 RAW 264.7 巨噬细胞 ROS 释放的影响

LPS—LPS（1μg/mL 模型组）；PCL—PC（1μmol/L）；PCM—PC（10μmol/L）；

PCH—PC（50μmol/L）；EAL—EA（1μmol/L）；EAM—EA（10μmol/L）；

EAH—EA（50μmol/L）；PPPsL—PPPs（1μg/mL）；PPPsM—PPPs（10μg/mL）；

PPPsH—PPPs（100μg/mL）

（与 LPS 相比，* 表示 $P<0.05$，** 表示 $P<0.01$，*** 表示 $P<0.001$）

（50μmol/L）和 PPPs（100μg/mL）对 ROS 释放的抑制作用非常明显。与 LPS 组相比，ROS 的释放量依次降低了 46.2%、41.4% 和 41.2%。

2.4
PPPs 对促炎因子和炎性介质基因表达的调节作用

巨噬细胞在受到病原体刺激（如 LPS）后，在炎症反应的早期，首先极化成 M1 型，启动先天免疫反应，分泌大量的炎性介质和促炎细胞因子。因此，炎性介质和促炎细胞因子的基因表达量在一定程度上反映了炎症反应的程度。

2.4.1 基因表达的测定方法

将对数生长期的细胞按 4×10^5 个/mL 的密度铺于 6 孔板中，待细胞完全贴壁后，换无血清培养基饥饿培养过夜，然后进行不同处理。待分组处理结束后，裂解细胞，收集 RNA，进行后续试验。

2.4.1.1 RNA 提取和纯度鉴定

总 RNA 的提取方法参照 OMEGA 总 RNA 提取试剂盒（E. Z. N. A.^{TM}Total RNA Kit Ⅰ R6834-01）说明书步骤进行。提取 RNA 过程中所用到的耗材如枪头和离心管等均为无菌无酶耗材。

（1）细胞处理结束后，PBS 洗板 2 次，在 6 孔板中每孔加入 $350\mu L$ TRK 裂解液，裂解液要完全覆盖孔板表面，并用加样枪吸打几次，以保证裂解充分，收集裂解液到 1.5mL 离心管中，涡旋振荡 30s。

（2）继续往离心管里加入 $350\mu L$ 70% 乙醇，吹打均匀或涡旋振荡。把裂解混合液转入 Hi Bind RNA Mini 柱中，将柱子插入收集管中，10000r/min 离心 60s，弃去收集管。

（3）把 RNA 结合柱插入新的收集管中，往柱内加入 $300\mu L$ RNA Wash Buffer Ⅰ，10000r/min 离心 60s，弃去收集管中液体。

（4）把 RNA 结合柱插回原收集管中，继续加入 $500\mu L$ RNA Wash Buffer Ⅰ，10000r/min 离心 60s，弃去收集管。

（5）将 RNA 结合柱插入新的收集管中，加入 $500\mu L$ RNA Wash Buffer Ⅱ，10000r/min 离心 60s，弃去收集管中液体。

（6）把 RNA 结合柱插回原收集管中，同（5）步操作，用 RNA Wash Buffer Ⅱ 2 次洗柱，离心后弃去收集管中液体，然后插回原收集管中，继续 10000r/min 离心 2min 以离干柱中液体。

（7）把 RNA 结合柱插入新的 1.5mL 离心管中，垂直向结合柱底部加入 $30\mu L$ 预温到 70℃ 的 DEPC 水，孵育 5min，然后 10000r/min 离心 1min 以洗脱 RNA。

（8）将得到的 RNA 分装，一部分进行 RNA 的检测及反转录，一部分 -80℃ 保存备用。

（9）RNA 浓度测定：将提取到的 RNA 取 $1\mu L$ 用核酸分析仪检测 RNA 的浓度及质量，A_{260}/A_{280} 的值在 1.8~2.2，A_{260}/A_{230} 的值在 2.0~2.4，说明提取到的 RNA 纯度较高，杂质较少。

（10）琼脂糖电泳检测 RNA 完整性：取 $1\mu L$ RNA 与 $4\mu L$ Loading Buffer 混合，点样后进行琼脂糖凝胶电泳，琼脂糖浓度 1%，电压 120V，电泳 20～25min。电泳结束后将胶块放入凝胶成像仪中观察并拍照。在紫外光下，RNA 电泳后出现 2 条非常亮而浓的条带，且上面 28S 条带的亮度约是下面 18S 条带亮度的 2 倍，说明 RNA 完整性较好，没有降解，可以用于后续试验。

2.4.1.2　逆转录合成 cDNA

cDNA 第一链的合成方法参照 Thermo 反转录试剂盒（RevertAid First Strand cDNA Synthesis Kit K1622）说明书步骤进行。反转录过程中所用到的耗材均为无菌无酶耗材。

（1）根据测得的 RNA 浓度计算出反转录 1μg RNA 所对应的体积数。

总 RNA	1μg
引物	1μL
DEPC 水	to 12μL
5×反应缓冲液	4μL
核糖体核酸酶抑制剂(20U/μL)	1μL
10mmol/L dNTP 混合物	2μL
M-MuLV 逆转录酶(200U/μL)	1μL
总体积	20μL

（2）试剂盒使用前将各试剂短暂离心，在 200μL PCR 管中依下列顺序加入相应试剂，整个过程在冰上进行。

（3）轻轻混匀后短暂离心，42℃水浴 60min。

（4）70℃水浴 5min 以终止反应。

（5）得到的 cDNA 可进行后续 PCR 扩增反应，短时间内使用可－20℃保存，若长时间保存，应放置于－70℃超低温冰箱中。

2.4.1.3 引物设计

本试验涉及的促炎细胞因子和炎性介质相关基因为 IL-1β、IL-6、TNF-α、iNOS、COX-2 以及内参基因 β-actin，相关基因的引物均由上海生工生物工程技术服务有限公司设计并合成，引物序列及片段长度见表 2-2。

表 2-2 引物信息

基因名称	引物序列(5'-3')	片段长度/bp
IL-1β	F：TTG AAG TTG ACG GAC CCC AA	126
	R：ATA CTG CCT GCC TGA AGC TC	
IL-6	F：GAG ACT TCC ATC CAG TTG CCT	105
	R：TGG GAG TGG TAT CCT CTG TGA	
TNF-α	F：TGT CTA CTC CTC AGA GCC CC	166
	R：TGA GTC CTT GAT GGT GGT GC	
iNOS	F：CCT CAC GCT TGG GTC TTG TT	198
	R：GCA CAA GGG GTT TTC TTC ACG	
COX-2	F：GGT GCC TGG TCT GAT G	117
	R：CTG CTG TGG AAT AGT TGC	
β-actin	F：GTG CTA TGT TGC TCT AGA CTT CG	174
	R：ATG CCA CAG GAT TCC ATA CC	

2.4.1.4 梯度 PCR 优化退火温度

为保证后续 Real-Time PCR 的精确度，对各基因 PCR 的退火温度通过梯度 PCR 试验进行优化。加样顺序如下：

模板	$1\mu L$
$2\times$Taq PCR 预混试剂	$12.5\mu L$
上游引物($10\mu mol/L$)	$1\mu L$
下游引物($10\mu mol/L$)	$1\mu L$
ddH_2O	$9.5\mu L$
总体积	$25\mu L$

在 $200\mu L$ PCR 管中依次加入上述试剂，轻轻混匀并短暂离心，然后放入梯度 PCR 仪中，按以下条件进行梯度 PCR 反应。

94℃	3min	
94℃	30s	
58～62℃	30s	30 个循环
72℃	1min	
72℃	5min	

反应结束后，取 $7\mu L$ PCR 产物及 DNA Marker 进行琼脂糖凝胶电泳，电泳结束后通过凝胶成像观察梯度 PCR 结果，确定各基因最佳退火温度。

2%琼脂糖凝胶的制备：称取 1g 琼脂糖，置于三角瓶中，加入 50mL $1\times$TAE 缓冲液，微波炉加热至琼脂糖完全溶解，冷却至 60℃左右时加入 $2\mu L$ EB 替代物，充分混匀后倒入插好梳子的胶模中，使胶液缓慢展开，直到胶板表面形成均匀的胶层，检查梳子的齿下或齿间是否有气泡。待胶完全凝固后，轻轻拔出梳子，将胶移入电泳槽内，加入 $1\times$TAE 缓冲液至电泳槽中，没过胶面 1mm 以上。

将 PCR 产物及 DNA Marker 加入点样孔，100～120V 恒压电泳 20～30min。电泳结束后，切断电源，取出胶块，置于凝胶成像仪中观察拍照。最终选取无引物二聚体且无杂带、目标条带清晰并亮度较好的条带，其退火温度确定为该基因 PCR 的最佳退火温度。

2.4.1.5　Real-Time PCR

按照说明书的使用说明，进行如下 Real-Time PCR 的加样操作：

SYBR Green aPCR 预混试剂(2*)	$5\mu L$
上游引物(10μmol/L)	$0.2\mu L$
下游引物(10μmol/L)	$0.2\mu L$
DNA 模板	$0.2\mu L$
DEPC 水	$4.4\mu L$
总体积	$10\mu L$

按照上表顺序将各试剂避光加入 PCR 96 孔反应板，封好封口膜，平板离心将各反应试剂离心至管底，放入 Thermo Fisher PIKO REAL 96 RT-PCR 仪进行 Real-Time PCR 扩增，扩增条件如下。

50℃	2min
95℃	10min
95℃	15s
T_m	60s
T_m	30s
T_m～95℃	

（60s、30s 处标注：40 个循环）

根据梯度 PCR 的结果，选择各基因最佳的退火温度按上述反应程序设置，待反应结束后，根据各基因的相对表达量进行定量计算。

2.4.2 LPS 作用时间对促炎细胞因子基因表达的影响

将对数生长期的细胞按 4×10^5 个/mL 的密度铺于 6 孔板中，待细胞完全贴壁后，换无血清培养基饥饿培养过夜，将饥饿培养过的细胞换上新鲜培养基，然后分不同时间加入终浓度为 $1\mu g/mL$ 的 LPS，使 LPS 的作用时间分别达到 0、6、12、24、36、48h。作用结束后，裂解细胞，收集 RNA，反转录后 Real-Time PCR，对各基因的相对表达量进行定量计算。

LPS 对 RAW264.7 巨噬细胞各促炎因子（IL-1β、IL-6、TNFα）mRNA 表达量的时间效应见图 2-7。在 LPS（$1\mu g/mL$）作用的 48h 内，随着 LPS 作用时间的延长，IL-1β、IL-6、TNF-α mRNA 的表达量首先迅速升高，在 12h 时各因子的 mRNA 表达量均达到峰值，然后随着作用时间的继续延长，mRNA 的表达量又逐渐下降。因此，RAW264.7 巨噬细胞各促炎细胞因子的基因表达在 LPS 作用 12h 时最为敏感，后续试验

LPS 的作用时间选择为 12h。

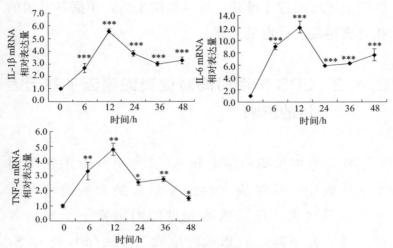

图 2-7　LPS 对 RAW264.7 巨噬细胞促炎因子 mRNA
表达量的时间效应

(与 0h 相比，* 表示 $P<0.05$，** 表示 $P<0.01$，*** 表示 $P<0.001$)

2.4.3　PPPs 对促炎细胞因子 mRNA 表达量的调节作用

　　将对数生长期的细胞按 4×10^5 个/mL 的密度铺于 6 孔板中，待细胞完全贴壁后，换无血清培养基饥饿培养过夜。将饥饿培养过的细胞换上新鲜培养基，按照 2.2.4 小节的分组处理细胞。根据 2.4.2 小节时间效应对细胞炎症因子表达量的试验结果可知，LPS 刺激对基因表达最为敏感的时间是 12h，确定 LPS 对

RAW264.7 巨噬细胞促炎因子 mRNA 表达量的最佳作用时间后，分别以不同浓度的 PC、EA 和 PPPs 预处理细胞 1h，然后与 LPS 共孵育 12h，收集 RNA，反转录后，Real-Time PCR 测定不同受试物对巨噬细胞促炎因子 mRNA 表达量的影响，结果见图 2-8。

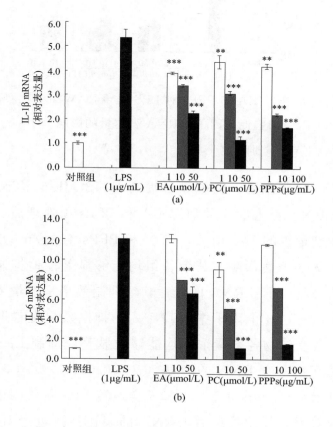

图 2-8

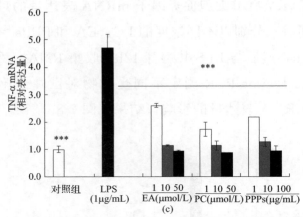

图 2-8　PC、EA 和 PPPs 对 LPS 诱导 RAW264.7 巨噬

细胞促炎因子 mRNA 表达量的影响

（与 LPS 相比，** 表示 $P<0.01$，*** 表示 $P<0.001$）

LPS 刺激后，能够显著提高 IL-1β、IL-6、TNF-α 的 mRNA 表达量，而 PC、EA 和 PPPs 预处理后，除了低剂量组的 EA（1μmol/L）和 PPPs（1μg/mL）对 IL-6 无显著性影响，其余各组均能够显著性地抑制各促炎细胞因子 mRNA 的表达，且抑制效果呈剂量依赖效应。在这 3 个因子中，TNF-α 的抑制效果是最明显的，各受试物各剂量浓度均能够极显著地抑制 LPS 诱导的 TNF-α mRNA 的表达（$P<0.001$）。此外，PC 高剂量组（50μmol/L）近乎完全逆转 LPS 对各因子的诱导效果，其预处理后 mRNA 的表达量接近于对照；其次是 PPPs 高剂量组（100μg/mL），说明 PC 和 PPPs 高剂量组有很强的抑制 LPS 诱导的各促炎细胞因子

mRNA 表达的作用。综上所述，PPPs、PC 和 EA 均具有抑制 RAW264.7 巨噬细胞 LPS 诱导的促炎细胞因子 mRNA 表达的作用，且抑制效果为 PC＞PPPs＞EA。

2.4.4 PPPs 对促炎细胞因子分泌量的调节作用

2.4.4.1 促炎细胞因子分泌量的测定方法

用双抗体一步夹心法酶联免疫吸附试验（ELISA）检测各受试物对 RAW264.7 细胞上清液中促炎细胞因子 IL-1β、IL-6、TNF-α 分泌的影响，按照试剂盒使用说明进行操作。

（1）RAW264.7 细胞以 $4×10^5$ 个/mL 的密度接种于 6 孔板中，按 2.2.5 小节分组处理，在 LPS 作用 24h 后收集各处理组细胞培养液，4℃ 下 1000r/min 离心 5min，取上清液待检测用。

（2）试剂盒保存在 4℃ 冰箱，使用前先室温平衡 20min，从铝箔袋中取出所需用板条，剩余板条用自封袋密封后放回 4℃ 冰箱。

（3）将标准品按说明书要求稀释至所需浓度梯度，准备做标准曲线用。

（4）设置标准品孔、样本孔和空白孔；标准品孔各加入不同浓度的标准品 50μL；待测样本孔先加待测样本 10μL，再加样本稀释液 40μL。

（5）标准品孔和样本孔中加入辣根过氧化物酶（HRP）标记的检测抗体 $50\mu L$，用封板膜封住反应孔，37℃恒温箱温育 60min。

（6）弃去孔内液体，吸水纸上拍干，每孔加满洗涤液，静置 1min，甩去洗涤液，吸水纸上拍干，如此重复洗板 5 次。

（7）所有孔加入底物 A、B 各 $50\mu L$，37℃避光孵育 15min。

（8）所有孔加入终止液 $50\mu L$，在 15min 内，酶标仪波长 450nm 处测定各孔的吸光度。每次试验设 3 个复孔，独立重复试验 3 次。

（9）根据标准品浓度和吸光度做出标准曲线，计算出待测样品中各细胞炎症因子的浓度。

2.4.4.2　PPPs 对促炎细胞因子分泌量的调节作用

PPPs 对 LPS 诱导的 RAW264.7 巨噬细胞促炎因子分泌量的影响趋势与其 mRNA 表达量的趋势一致。如图 2-9 所示，LPS 诱导能够极显著地提高促炎细胞因子 IL-1β、IL-6 和 TNF-α 的分泌量（$P < 0.001$），而PC、EA 和 PPPs 预处理后，除低剂量组外，各受试物的中、高剂量组均能够显著性地抑制 IL-1β、IL-6 和 TNF-α 的分泌（$P < 0.05$），且抑制效果呈剂量依赖效应。说明 PPPs、PC 和 EA 均能够有效抑制促炎细胞因子 IL-1β、IL-6 和 TNFα 的分泌，其抑制效果 PC ＞ PPPs ＞ EA。

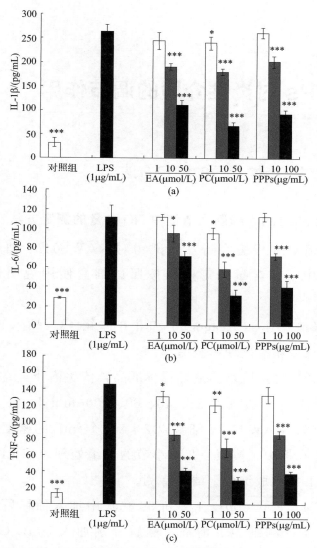

图 2-9　PC、EA 和 PPPs 对 LPS 诱导的 RAW264.7 巨噬
细胞促炎因子分泌量的影响

（与 LPS 相比，* 表示 $P<0.05$，** 表示 $P<0.01$，*** 表示 $P<0.001$）

2.5
PPPs 对炎性介质的调节作用

2.5.1 炎性介质的测定方法

2.5.1.1 细胞上清液中 NO 含量的测定方法

用 Griess 法检测各受试物对 RAW264.7 细胞上清液中 NO 含量的影响，按照试剂盒使用说明进行操作。

（1）Griess Reagent Ⅰ 和 Ⅱ 在冰箱 4℃ 保存，使用前先从冰箱取出使恢复室温。

（2）用细胞培养液稀释标准品，依次稀释至终浓度为 0、1、2、5、10、20、40、60、100μmol/L。

（3）RAW264.7 细胞以 2×10^5 个/mL 的密度接种于 24 孔板中，按照 2.2.4 小节的分组处理，在 LPS 作用 24h 后吸取细胞上清液待测。

（4）每孔 50μL 在一新 96 孔板中加入稀释后的标准品及待测细胞上清液，然后分别加入 50μL Griess Reagent Ⅰ 和 Griess Reagent Ⅱ，在微孔板振荡器上轻轻摇匀。

（5）用酶标仪于 540nm 处测定吸光度，根据标准品浓度和吸光度做出标准曲线，计算出待测样品中NO的浓度。每个处理设3个复孔，独立重复试验3次。

2.5.1.2 细胞上清液中 PGE_2 含量的测定方法

PGE_2 含量也使用 ELISA 法进行测定，具体操作方法同 2.4.4.1 小节。

2.5.2 PPPs 对炎性介质 NO/PGE_2 分泌和 iNOS/COX-2 mRNA 表达的影响

NO 和 PGE_2 是炎症反应中重要的炎性介质，在炎症反应中分别由其上游 iNOS 和 COX-2 调控。由图 2-10 可以看出，PC、EA 和 PPPs 可以显著地抑制 LPS 诱导的 NO 和 PGE_2 的生成，且呈剂量依赖效应。这些受试物对其上游酶 iNOS 和 COX-2 的 mRNA 表达量的作用趋势与 NO 和 PGE_2 相似，说明 PPPs、PC 和 EA 可以通过下调 iNOS 和 COX-2 mRNA 的表达，来抑制炎症反应过程中 NO 和 PGE_2 的产生。与对促炎细胞因子作用的效果相似，这 3 种受试物对炎性介质的抑制作用也是 PC > PPPs > EA。就抑制效果而言，这 3 种受试物对 NO/iNOS 的抑制作用要强于 $PGE_2/COX-2$，说明 NO/iNOS 对这 3 种受试物更为敏感。

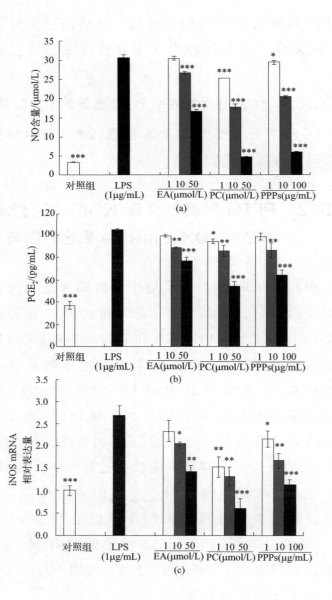

(a)

(b)

(c)

石榴皮多酚及其在慢性炎症调节中的应用

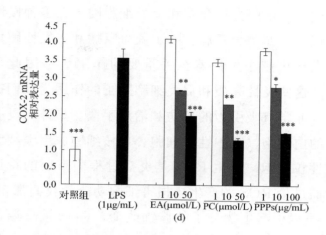

图 2-10　PC、EA 和 PPPs 对 LPS 诱导 RAW264.7 巨噬细胞 NO/PGE₂ 分泌和 iNOS/COX-2 mRNA 表达量的影响

（与 LPS 相比，* 表示 $P<0.05$，** 表示 $P<0.01$，*** 表示 $P<0.001$）

2.6
讨论

　　炎症是宿主对外来病原体或者组织损伤的一种应答反应，由机体消除有害刺激，如炎症、感染等，以及启动愈合和修复受损组织的过程[89]。慢性炎症能够引起炎性介质 COX-2 和 iNOS 及其下游产物 PGE₂ 和 NO 的增加，及各种细胞因子包括 TNF-α、IL-1β 和 IL-6 分

泌的增多。这些炎性介质和促炎细胞因子在多种慢性炎症性疾病，如帕金森病、阿尔茨海默病和多发性硬化症等的发病机制中发挥着至关重要的作用[92]。因此，有效阻断这些炎性介质和促炎细胞因子的作用为我们提供了一个非常有吸引力的预防和治疗手段。另外，具有吞噬性的白细胞（嗜中性粒细胞、单核细胞、巨噬细胞和嗜酸性粒细胞）产生 ROS 是炎症过程中重要的特征之一，而过量 ROS 的产生会损害细胞功能。我们都知道，ROS 可以引起生物分子的修饰改变，ROS 被普遍认为能够通过氧化还原来激活 NF-κB 信号通路从而参与炎症的基因表达。很多研究都表明，许多抗氧化剂都是通过清除 ROS 来抑制 NF-κB 通路的激活，从而起到抑制炎症基因表达的作用[135]。因此，ROS 应该在 LPS 诱导的巨噬细胞中对 NF-κB 的激活和促炎细胞因子的分泌发挥着重要作用[120]。

大量研究表明，许多的植物化学物质如多酚等具有抗炎活性，而石榴皮提取物因其丰富的多酚类物质和独特的成分而备受关注。石榴是一种含有丰富营养的水果，数百年来一直被用于预防和治疗各种炎症性疾病[119]。石榴果实中含有丰富的花青素和多酚类物质[136]，而其果皮中的多酚含量在石榴果实各部位中最高，石榴很多的应用都主要得益于其独特的多酚组成[20]。石榴提取物（包括石榴汁、石榴皮、石榴籽油以及石榴花提取物等）具有很强的体内、体外抗糖尿

石榴皮多酚及其在慢性炎症调节中的应用

病、抗炎、抗氧化和抗肿瘤等作用[137]。在传统中药中，石榴皮、石榴根、石榴汁等不同的提取物和制剂，特别是风干后的石榴皮，被用于治疗多种疾病。然而，石榴中成分复杂，不同提取部位、不同提取方法得到的提取物其成分、含量也有较大的差异，因此，发挥主要作用的生物活性成分还不是特别明确，需要进一步研究。Ismail 等[67] 的文章中发现，石榴果皮和果汁中的黄酮类化合物（花青素、儿茶素和一些复合黄酮类化合物）和水解单宁（安石榴林、花梗鞣素、安石榴苷、没食子酸和鞣花酸）发挥的抗氧化作用能够占整个石榴果实抗氧化活性的 92%。PC 作为石榴皮的主要成分，具有抗氧化、抗炎[23]、抗增殖[24] 和促进凋亡[25] 等活性。我们实验室的长期研究发现，在石榴皮的五种主要多酚类成分（PC、EA、GA、根皮苷、表没食子儿茶素）中，PC 具有最强的降脂作用[131]。在炎症方面，Harzallah 等[48] 指出，石榴花、皮和籽油可以降低高脂高糖诱导的糖尿病小鼠血浆中 IL-6 和 TNF-α 的水平；Lee 等[44] 的研究表明，其从石榴中分离提取出的四种水解单宁（包括 PC），能够抑制 RAW264.7 巨噬细胞中 NO 的产生和 iNOS 的表达；BenSaad 等[109] 报道了从石榴果实中分离提取的 EA、GA 和 PC 可以抑制 LPS 诱导的 NO、PGE$_2$ 和 IL-6 的产生；这些结果都与我们本章的研究结果一致。在本章的研究中，通过 HPLC 检测，发现 PPPs 含量最高的成分是 PC，其次是 EA，而

PC 可以水解为 EA。为了研究 PPPs 是否具有抗炎作用以及 PPPs 发挥抗炎作用的主要活性成分是 PC 还是其水解产物 EA，用 PPPs、PC 和 EA 三种物质作为受试物，对其抗炎效果进行了研究并作以横向比较。研究结果显示，PPPs 及其主要多酚组分（PC 和 EA）均能够剂量依赖性地抑制 LPS 诱导的 RAW264.7 小鼠巨噬细胞中 ROS 的升高；并且能够显著性地抑制炎性介质 iNOS 和 COX-2 mRNA 的表达及其下游产物 NO 和 PGE_2 的分泌；还能够抑制促炎细胞因子 TNF-α、IL-1β 和 IL-6 的分泌及其 mRNA 的表达。而 PC 作为 PPPs 中含量最为丰富的多酚成分，与其水解产物 EA 在相同摩尔浓度下相比较，展示了更强的抗炎作用。所以，综上所述，我们认为 PPPs 具有较强的抗炎作用，而在 PPPs 中发挥主要抗炎作用的是 PC。

2.7
本章小结

（1）本章内容研究的受试物为 PC 和 EA 纯品，及本实验室提取纯化的 PPPs 提取物，经 HPLC 分析检测，PPPs 中含量最高的成分为 PC，其次为 EA。

（2）经细胞毒性试验测定，PC 50μmol/L、EA

石榴皮多酚及其在慢性炎症调节中的应用

$50\mu mol/L$ 及 PPPs $100\mu g/mL$（及以下）浓度对 RAW264.7 小鼠巨噬细胞无毒性作用。

（3）PPPs（$1 \sim 100\mu g/mL$）、PC 和 EA（$1 \sim 50\mu mol/L$）均能够剂量依赖性地抑制 LPS 诱导的 RAW264.7 小鼠巨噬细胞中 ROS 的升高。

（4）PPPs（$1 \sim 100\mu g/mL$）、PC 和 EA（$1 \sim 50\mu mol/L$）均能够显著性地抑制 LPS 诱导的促炎细胞因子 TNF-α、IL-1β 和 IL-6 的分泌及其基因表达；并且能够通过下调炎性介质 iNOS 和 COX-2 的基因表达，来降低其下游产物 NO 和 PGE_2 的合成。

第 3 章

**石榴皮多酚
调控炎症反应
的分子机制**

炎症反应的发生是炎性细胞的膜受体接收到细胞内外刺激，激活细胞产生免疫应答，引起细胞内一系列级联反应的信号传导过程。MAPK 和 NF-κB 就是炎症反应的两条重要信号通路。TLR4 是 Toll 样受体的一种，是巨噬细胞信号识别、传导的一种重要的膜受体，可以识别 LPS、多糖、热休克蛋白和病毒蛋白等病原分子，TLR4 识别抗原并激活后，可以进一步激活下游的 MAPK 和 NF-κB 通路。MAPK 蛋白酶家族可以接受上游 TLR4 的刺激信号，通过自身磷酸化而被激活，打开三级级联反应。MAPK 在真核细胞主要包括 ERK、JUK 和 p38 MAPK，LPS 能够刺激这三条通路，引发后续一系列反应，从而调节多种炎性介质和促炎细胞因子的转录和分泌；此外，研究还发现，MAPK 对 NF-κB 也有调控作用。NF-κB 在炎症反应中也发挥着重要的作用，NF-κB 激活后通过移位入核，调控多种免疫和炎症相关基因（包括炎性介质和促炎细胞因子）的转录和表达。因此，调节和控制病原受体 TLR4 及 MAPK 和 NF-κB 信号通路，对于炎症的预防和控制有重要的作用。

本章通过探讨 PPPs、PC 和 EA 对 LPS 诱导的 RAW264.7 小鼠巨噬细胞 TLR4 和 MAPK、NF-κB 信号通路的影响，进一步揭示 PPPs 对巨噬细胞炎症反应预防和调控的作用分子机制。

3.1
Western blot 技术检测巨噬细胞
总蛋白、核蛋白和胞浆蛋白

蛋白质印迹法（免疫印迹试验）即 Western Blot。它是分子生物学、生物化学和免疫遗传学中常用的一种实验方法。其基本原理是通过特异性抗体对凝胶电泳处理过的细胞或生物组织样品进行着色。通过分析着色的位置和着色深度获得特定蛋白质在所分析的细胞或组织中表达情况的信息。

蛋白质印迹的发明者一般认为是美国斯坦福大学的 George Stark。在 Neal Burnette 于 1981 年所著的《分析生物化学》（Analytical Biochemistry）中首次被称为 Western Blot。蛋白免疫印迹（Western Blot）是将电泳分离后的细胞或组织总蛋白质从凝胶转移到固相支持物 NC 膜或 PVDF 膜上，然后用特异性抗体检测某特定抗原的一种蛋白质检测技术，现已广泛应用于基因在蛋白水平的表达研究、抗体活性检测和疾病早期诊断等多个方面。在本章对炎症反应的分子通路研究中，会大量应用此项技术。

3.1.1 总蛋白的分离与测定

RAW264.7 巨噬细胞分组处理完成后，吸去培养液，用预冷的 PBS 冲洗细胞 3 遍，最后一次彻底吸干残留液。将细胞置于冰上，按照说明书每孔加入适量的 RIPA 裂解液（使用前数分钟内加入 PMSF，使 PMSF 的终浓度为 1mmol/L），裂解期间反复晃动培养板，使试剂与细胞充分接触，10min 后用细胞刮刀将细胞刮下，将细胞及裂解液全部收集到 1.5mL 无酶离心管中，并用移液器反复吹打，确保细胞完全裂解，所有操作均在冰上完成。于冷冻离心机中 4℃ 12000r/min 离心 5min，收集上清，即为总蛋白溶液。对各样品孔的蛋白溶液用 BCA 法测定其蛋白浓度。

3.1.2 核蛋白与胞浆蛋白的分离与测定

（1）准备溶液 在室温条件下融解冻存的试剂盒中的 3 种试剂，融解后立即放置在冰上，混匀。按照说明书取适当量的细胞质蛋白抽提试剂 A 备用，在使用前几分钟内加入 PMSF，使 PMSF 的最终浓度为 1mmol/L。取适当量的细胞核蛋白抽提试剂备用，在使用前几分钟内加入 PMSF，使 PMSF 的最终浓度为 1mmol/L。

（2）RAW264.7 巨噬细胞分组处理完成后，吸去培养液，用预冷的 PBS 冲洗细胞 3 遍，最后一次不吸取 PBS，用细胞刮子刮下细胞，离心收集细胞，尽最大努力吸尽上清，留下细胞沉淀备用。尽量使用细胞刮刀而避免使用胰酶消化液，以免胰酶降解需抽提的目的蛋白。

（3）每 $20\mu L$ 细胞沉淀加入 $200\mu L$ 添加了 PMSF 的细胞浆蛋白抽提试剂 A。

（4）涡旋振荡器最高速剧烈涡旋 5s，把细胞沉淀完全悬浮并分散开。如果细胞沉淀没有完全悬浮并分散开，可以适当延长涡旋的时间至完全分散开。

（5）冰浴 $10\sim15min$。然后加入细胞浆蛋白抽提试剂 B $10\mu L$。最高速剧烈 Vortex 5s，冰浴 1min。

（6）最高速剧烈涡旋 5s，$4℃$ $12000\sim16000r/min$ 离心 5min。

（7）立即吸取上清至一预冷的无酶离心管中，得到的即为抽提得到的细胞浆蛋白。可以立即使用，也可以 $-70℃$ 冻存（注意不要触及沉淀，可以在沉淀上方保留极小体积的上清，以免触及沉淀，否则会带来细胞核蛋白的污染）。

（8）对于沉淀，完全吸尽残余的上清（如果不吸尽上清会带来细胞浆蛋白的污染），加入 $50\mu L$ 添加了 PMSF 的细胞核蛋白抽提试剂。

（9）最高速剧烈涡旋 $15\sim30s$，把细胞沉淀完全悬浮并分散开，然后放回冰浴中，每隔 $1\sim2min$ 再高速剧烈 Vortex 15～30s，以便核蛋白的充分浸提，如此操作 30min。4℃ 12000～16000r/min 离心 10min。

（10）立即吸取上清至一预冷的无酶离心管中，得到的即为抽提到的细胞核蛋白。可以立即使用，也可以－70℃冻存。

对提取到的核蛋白和浆蛋白溶液用 BCA 法测定其蛋白浓度。

3.1.3 SDS-PAGE 凝胶的制备

10%分离胶（10mL）：30%丙烯酰胺（29：1）3.3mL、1.5mol/L Tris-HCl（pH8.8）2.5mL、10% SDS 100μL、10%过硫酸铵 100μL、TEMED 10μL、ddH$_2$O 4mL。

5%浓缩胶（5mL）：30%丙烯酰胺（29：1）0.83mL、1mol/L Tris-HCl（pH6.8）0.625mL、10% SDS 50μL、10%过硫酸铵 75μL、TEMED 7.5μL、ddH$_2$O 3.42mL。

将洁净晾干的玻璃板对齐后卡紧，仔细操作，以免漏胶。按上述方法配制分离胶，待最后加入 TEMED 后立即摇匀灌胶，以去离子水灌注其上隔绝空气并使胶凝固时能够保持表面平滑，大约 45min 后待分离胶凝固，倒去胶上层的水并用吸水纸将剩余的水吸干。按上述方法配制 5%浓缩胶，加入 TEMED 后立即摇匀灌胶，将剩余空间灌满浓缩胶后把梳子插入浓缩胶中，避免气泡产生。待浓缩胶凝固后，放入电泳液中（让电泳液漫过加样孔），轻轻拔出梳子，防止加样孔变形，即可加样开始电泳。

3.1.4　聚丙烯酰胺凝胶电泳（SDS-PAGE）

将处理好的蛋白样品加热煮沸 5min 使其变性，将样品缓缓加入电泳孔中，开始电泳。浓缩胶电压 75V，分离胶 120V。电泳至溴酚蓝刚跑出或快要跑出即可终止电泳，一般需要 4～5h，然后进行转膜。

3.1.5　转膜

转膜前先将 PVDF 膜裁剪好并用甲醇活化。在加有转膜液的盒子里放入转膜用的夹子、两块海绵垫、玻棒、滤纸和经过活化的 PVDF 膜，以"三明治"结构装配：将夹子打开使黑的一面保持水平，在上面垫上一层海绵垫、三层滤纸，然后小心将分离胶从玻璃板上剥下盖于滤纸上，将 PVDF 膜盖于胶上，并除去气泡，在膜上盖三层滤纸并除去气泡，最后盖上另一个海绵垫。

80V 恒压转膜 90min，结束后切断电源，将膜取出，用滤纸吸干转膜液并做好标记，然后开始进行免疫反应及显色。

3.1.6　免疫反应

将转好的膜用 TBST 漂洗 2min，然后将膜置于脱色摇床上用 5% 脱脂牛奶（TBST 配）或者 3% BSA（封闭磷酸化蛋白时使用）室温封闭 1h。用封闭液稀释一抗，将膜放入稀释后的一抗中，脱色摇床 4℃ 孵育过夜。将一抗包被过的膜用 TBST 在室温下脱色摇床上洗膜 3 次，每次 15min。将洗过的膜用滤纸吸干后用稀释过的二抗（TBST 稀释 1000 倍）脱色摇床室温孵育 1～1.5h。孵育完成后，用 TBST 在脱色摇床上室温下洗 3 次，每次 5min。

3.1.7　显色

LPS 刺激产生炎症反应，首先是通过刺激细胞膜上的受体 TLR4，TLR4 识别这些胞外刺激后会被激活，转化为胞内信号，进一步激活下游的炎症通路。因此，要想了解 PPPs 对炎症调节作用的机制，就要了解其是否会对膜受体 TLR4 产生影响，能否从基因转录和蛋白表达水平都抑制膜受体的激活，从而起到抑制炎症反应的作用。本章所用的细胞及受试物以及试验对细胞的分组处理同第 2 章。

3.2 石榴皮多酚对细胞受体的调节作用

按照 Ecl 发光液的说明书，将 A、B 两个试剂 1∶1 体积混合配成工作液（现用现配），将滤纸吸干的 PVDF 膜的蛋白面朝上与工作液充分接触，1～2min 后，将膜取出，从边角吸取多余的工作液，用保鲜膜平整包裹印迹膜（注意去除气泡和褶皱），用化学发光成像仪进行显影检测。

3.2.1 测定方法

3.2.1.1 PPPs 对 TLR4 mRNA 表达的调节作用

将对数生长期的细胞按 4×10^5 个/mL 的密度铺于 6 孔板中，待细胞完全贴壁后，换无血清培养基饥饿培养过夜，分不同时间加入终浓度为 $1\mu g/mL$ 的 LPS，使 LPS 的作用时间分别达到 0、6、12、24、36、48h，检测不同时间对 LPS 诱导 TLR4 mRNA 表达的影响。

确定最佳作用时间后，将对数生长期的细胞按 4×10^5 个/mL 的密度铺于 6 孔板中，待细胞完全贴壁后，换无血清培养基饥饿培养过夜，按照试验分组处理细胞，待 LPS 与受试物共孵育 24h 后，裂解细胞，收集 RNA，检测各受试物对 LPS 诱导的 TLR4 mRNA 表达的影响。引物序列及片段长度见表 3-1。

表 3-1　引物信息

基因名称	引物序列(5'-3')	片段长度/bp
TLR4	F：GGC CAA TTT TGT CTC CAC AG	124
	R：GCA TGG CTT ACA CCA CCT CT	
NF-κB	F：ATG TAG TTG CCA CGC ACA GA	181
	R：GGG GAC AGC GAC ACC TTT TA	
β-actin	F：GTG CTA TGT TGC TCT AGA CTT CG	174
	R：ATG CCA CAG GAT TCC ATA CC	

3.2.1.2　PPPs 对 TLR4 蛋白表达的调节作用

将对数生长期的细胞以 4×10^5 个/mL 的密度接种于 6 孔板中，待细胞完全贴壁后，换无血清培养基饥饿培养过夜，处理组分别加入 PC（$50\mu mol/L$）、EA（$50\mu mol/L$）、PPPs（$100\mu g/mL$）和 TLR4 抑制剂 TAK-242（$5\mu mol/L$），对照组和 LPS 组加入含 DMSO（0.2%）的完全培养基预孵育细胞 1h；然后对照组加入 PBS，其余各组加入 LPS（$1\mu g/mL$）共同孵育 24h；待 LPS 作用结束后，分别收集细胞上清液和总蛋白，Western blot 法测定 TLR4 的蛋白表达，细胞上清液用于测定各受试物及 TLR4 抑制剂对细胞炎症因子分泌的影响。

3.2.2 LPS 作用时间对巨噬细胞 TLR4 mRNA 表达的影响

巨噬细胞在接收到外界抗原刺激（如 LPS）后，会导致其膜上的 LPS 识别受体 TLR4 接受刺激并表达升高，随着刺激作用的持续，受体的表达又会出现下降趋势。因此，要想更好地了解 PPPs 对膜受体 TLR4 mRNA 表达的影响，应该选择在其最敏感的时刻，即表达量最高的作用时间进行研究。所以，首先研究 LPS 作用时间对巨噬细胞 TLR4 mRNA 表达的影响。

LPS 对 RAW264.7 巨噬细胞 TLR4 和 NF-κB mRNA 表达量的时间效应见图 3-1。随着 LPS（$1\mu g/mL$）作用时间的延长，TLR4 和 NF-κB 的 mRNA 表达量首先升高，在 24h 时达到峰值；随着 LPS 作用时间的延长，其 mRNA 的表达量又逐渐下降，因此，TLR4 和 NF-κB 在 LPS 作用 24h 时 mRNA 的表达量最高，因此在后续研究受试物对这两个基因 mRNA 表达影响的试验中，LPS 的作用时间确定为 24h。

3.2.3 PPPs 对 TLR4 受体表达的调节作用

用 Real-Time PCR 法和 Western blot 法检测 3 种

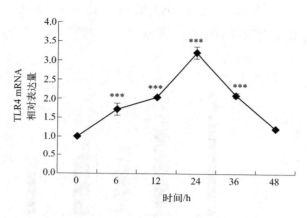

图 3-1　LPS 对 RAW264.7 巨噬细胞
TLR4 mRNA 表达量的时间效应

（与 0h 相比，** 表示 $P<0.01$，*** 表示 $P<0.001$）

受试物和 TLR4 抑制剂 TAK-242 对 LPS 诱导的 TLR4
mRNA 和蛋白表达的影响，结果见图 3-2。图 3-2(a) 显
示，LPS（$1\mu g/mL$）刺激 24h，可使 TLR4 的 mRNA
表达量达到对照的 3.12 倍，EA、PC 和 PPPs 预孵育可
以显著降低 LPS 对 TLR4 的诱导，且作用效果呈剂量
依赖效应。就 3 种受试物的作用效果比较，EA 的抑制
效果最差，只有高剂量的 EA（$50\mu mol/L$）对 TLR4
mRNA 的抑制达到显著效果（$P<0.05$）；而 PC 和
PPPs 的高、中、低剂量组均可显著性地抑制 TLR4
mRNA 的表达（$P<0.05$）。就受试物和 TLR4 抑制剂
的作用效果比较而言，高剂量组的 PC（$50\mu mol/L$）的
抑制效果最强，与 TAK-242 的作用效果相似，几乎都

能够完全逆转 LPS 对 TLR4 的诱导作用，使其 mRNA
表达量接近于对照组的正常水平。

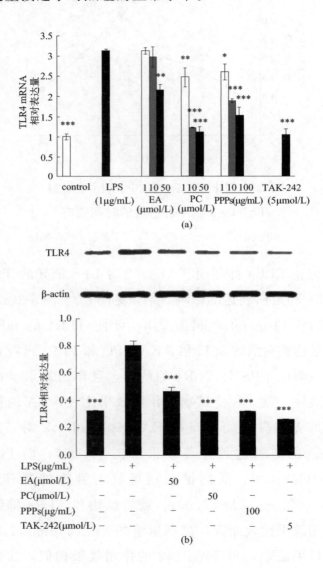

(a)

(b)

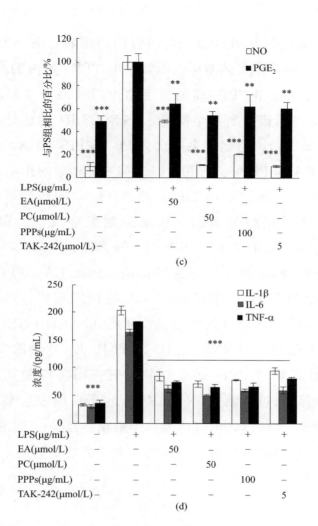

图 3-2　PC、EA、PPPs 和 TLR4 抑制剂对 LPS 诱导的

RAW264.7 巨噬细胞 TLR4 mRNA（a）和蛋白（b）表达的

影响，以及对细胞炎症因子分泌的影响 ［（c）、（d）］

（与 LPS 相比，* 表示 $P < 0.05$，** 表示 $P < 0.01$，*** 表示 $P < 0.001$）

3 种受试物对 TLR4 蛋白表达的影响见图 3-2(b)。LPS（1μg/mL）刺激可以明显促进 TLR4 蛋白的表达，而 PC、EA 和 PPPs 高剂量组的作用效果与 TAK-242 相似，均可极显著性地降低 LPS 对 TLR4 的诱导作用（$P<0.001$），抑制效果依次为 PC>PPPs>EA，说明 PC、EA 和 PPPs 具有和 TLR4 抑制剂相似的作用。

TLR4 是 LPS 的受体，抑制 TLR4 的表达可以抑制 LPS 对细胞的刺激，从而抑制炎症反应。图 3-2 [(c)、(d)]显示了 PC、EA、PPPs 和 TAK-242 对促炎细胞因子和炎性介质分泌的影响。PC、EA、PPPs 高剂量组和 TAK-242（5μmol/L）的作用相似，同样都具有抑制 LPS 诱导的细胞炎性介质（NO 和 PGE_2）和促炎细胞因子（TNF-α、IL-1β 和 IL-6）分泌的作用，进一步证明了 PPPs 等受试物具有 TLR4 抑制剂的作用，可以通过抑制 TLR4 mRNA 和蛋白的表达来抑制炎症反应。所以，可以认为，细胞膜表面受体 TLR4 可能是石榴多酚发挥抗炎作用的其中一个重要靶点。

3.3
PPPs 对 NF-κB 炎症通路的调节作用

核转录因子 κB（NF-κB）信号通路是炎症反应中

一条经典的信号通路，也是炎症通路的研究热点，具有调节控制与免疫应答、炎症、细胞增殖等反应相关的一系列黏附分子、细胞因子、炎性介质和蛋白酶的基因表达的作用。许多研究已经表明，LPS 可以通过识别 TLR4 激活下游的 NF-κB 信号通路。NF-κB 通常以 p65/p50 二聚体的形式与其抑制性蛋白 IκB 结合存在于胞浆中而呈非活化状态。当细胞受到刺激信号后，IκB 激酶复合体（IKK）被激活，从而导致 IκB 磷酸化、泛素化，然后 IκB 蛋白被降解，NF-κB 二聚体得到释放。p65/p50 二聚体通过各种翻译后的修饰作用被进一步激活，并迅速移位到细胞核中。在核内，与其目的基因结合，以促进目的基因的转录。因此，此部分内容主要研究 PPPs 是否会对 IκB 的激活和泛素化降解、NF-κB 的核转移产生调节作用，通过以上靶点来调节控制炎症反应。

3.3.1 测定方法

3.3.3.1 PPPs 对 NF-κB mRNA 表达的调节作用

LPS 作用时间对巨噬细胞 NF-κB mRNA 表达的影响和 PPPs 对 NF-κB mRNA 表达的调节作用方法同 3.2.1.1 小节 TLR4 的相关部分，引物序列及片段长度见表 3-1。

3.3.3.2 PPPs 对 NF-κB p65 核转移的调节作用

将对数生长期的细胞以 10^6 个/mL 的密度接种于 6cm 细胞培养板中，待细胞完全贴壁后，换无血清培养基饥饿培养过夜，处理组分别加入中、高剂量的 PC（10、$50\mu mol/L$）、EA（10、$50\mu mol/L$）和 PPPs（10、$100\mu g/mL$），对照组和 LPS 组加入含 DMSO（0.2%）的完全培养基预孵育 1h；然后对照组加入 PBS，其余各组加入 LPS（$1\mu g/mL$）共同孵育 20min；分别收集核蛋白和浆蛋白，Western blot 法检测细胞核内 p65 的表达及胞浆中 IκBα 和 p-IκBα 的表达。

3.3.3.3 PPPs 对 IκBα 磷酸化的调节作用

将对数生长期的细胞以 10^6 个/mL 的密度接种于 6cm 细胞培养板中，待细胞完全贴壁后，换无血清培养基饥饿培养过夜，处理组分别加入 PC（$50\mu mol/L$）、EA（$50\mu mol/L$）、PPPs（$100\mu g/mL$）和 IκBα 磷酸化抑制剂 Bay11-7082（$5\mu mol/L$），对照组和 LPS 组加入含 DMSO（0.2%）的完全培养基预孵育细胞 1h；然后对照组加入 PBS，其余各组加入 LPS（$1\mu g/mL$）共同孵育 20min；分别收集核蛋白和浆蛋白，Western blot 法检测核蛋白和浆蛋白中 p65 的表达。

对于细胞炎症因子的测定，铺板密度为 4×10^5 个/mL，接种于 6 孔板中，处理方法同上一段中的处理方法，LPS 作用时间为 24h，具体检测方法同第 2 章

2.4.4.1 小节。

3.3.3.4 PPPs 对 IκBα 泛素化降解的调节作用

将对数生长期的细胞以 10^6 个/mL 的密度接种于 6cm 细胞培养板中，待细胞完全贴壁后，换无血清培养基饥饿培养过夜，处理组分别加入 PC（$50\mu mol/L$）、EA（$50\mu mol/L$）、PPPs（$100\mu g/mL$）和泛素蛋白酶体抑制剂 MG-132（$2\mu mol/L$），对照组和 LPS 组加入含 DMSO（0.2%）的完全培养基预孵育细胞 1h；然后对照组加入 PBS，其余各组加入 LPS（$1\mu g/mL$）共同孵育 20min；分别收集核蛋白和浆蛋白，Western blot 法检测细胞核内 p65 的蛋白表达及胞浆中 p65、IκBα 和 p-IκBα 的蛋白表达。

对于细胞炎症因子的测定，铺板密度为 4×10^5 个/mL，接种于 6 孔板中，处理方法同上一段中的处理方法，LPS 作用时间为 24h，具体检测方法同第 2 章 2.4.4.1 小节。

3.3.2 PPPs 对 NF-κB 和 p65 基因表达及 IκB 磷酸化的调节作用

LPS 对 RAW264.7 巨噬细胞 NF-κB mRNA 表达量的时间效应见图 3-3。随着 LPS（$1\mu g/mL$）作用时间的延长，NF-κB 的 mRNA 表达量首先升高，在 24h 时达到峰值；随着 LPS 作用时间的延长，其 mRNA 表达量又逐渐下降。因此，NF-κB 在 LPS 作用 24h 时 mRNA 的表达量最高，因此在后续研究受试物对 NF-κB mRNA 表达影响的试验中，LPS 的作用时间确定为 24h。

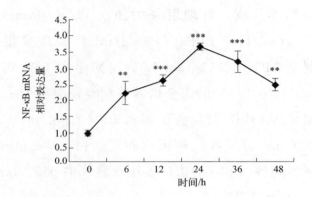

图 3-3　LPS 对 RAW264.7 巨噬细胞
NF-κB mRNA 表达量的时间效应

（与 0h 相比，** 表示 $P < 0.01$，*** 表示 $P < 0.001$）

　　PC、EA 和 PPPs 对 LPS 诱导的细胞核内 p65 的蛋白表达的影响见图 3-4(a)。在 LPS（1μg/mL）刺激下，细胞核内 p65 的表达量显著升高，但是 PPPs、PC 和 EA 能够显著性地抑制 LPS 诱导的核内 p65 的升高（$P < 0.01$），并且抑制效果呈剂量依赖效应。3 种受试物的抑制效果相比较，PC 的作用最强，PPPs 其次，EA 作用最弱。3 种受试物对 NF-κB mRNA 的抑制作用效果与蛋白表达相似[图 3-4(c)]，PC 和 PPPs 的中、

　石榴皮多酚及其在慢性炎症调节中的应用

高剂量组（10、50μmol/L）都可以极显著性地抑制 LPS 诱导的 NF-κB mRNA 的表达（$P<0.01$），而 EA 只有高剂量组（50μmol/L）对 NF-κB mRNA 的抑制效果达到显著性差异（$P<0.01$）。图 3-4(b) 显示的是 3 种受试物对 IκBα 磷酸化和泛素化降解的作用，由图中结果可以看出，3 种受试物对 LPS 诱导的 IκBα 磷酸化和泛素化降解均有抑制作用，且抑制效果呈剂量依赖效应，这一结果与图 3-4(a) 中 p65 的分析结果一致。

综上分析说明，PC、EA 和 PPPs 可通过抑制 NF-κB 的基因表达及 IκBα 磷酸化和泛素化降解来抑制 p65 的激活，这些也可能是石榴多酚抗炎的作用靶点。

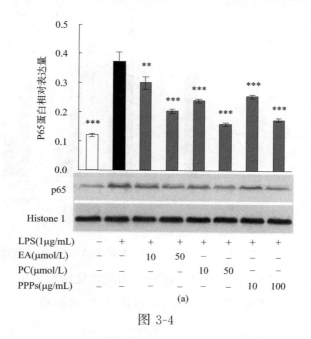

图 3-4

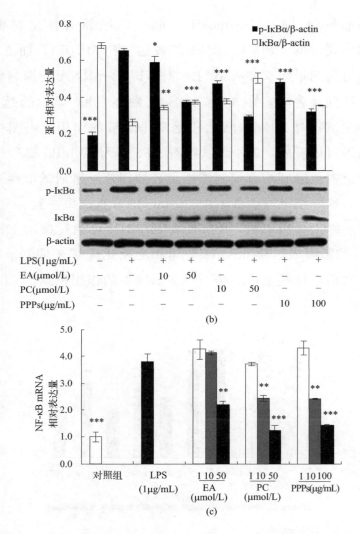

图 3-4 PC、EA 和 PPPs 对 LPS 诱导 RAW264.7 巨噬细胞

p65 激活（a）、IκBα 磷酸化和泛素化降解（b），

以及 NF-κB mRNA 表达（c）的影响

（与 LPS 相比，* 表示 $P<0.05$，** 表示 $P<0.01$，*** 表示 $P<0.001$）

石榴皮多酚及其在慢性炎症调节中的应用

3.3.3 PPPs 对 p65 核转移和 NF-κB 炎症通路激活的调节作用

Bay11-7082 是 IκBα 磷酸化的抑制剂，可以通过抑制 IκBα 的磷酸化来抑制 NF-κB 的核转移，从而抑制 NF-κB 通路的激活。从图 3-5(a) 可以看出，LPS 刺激可以使大量 p65 转移入核，核内 p65 的蛋白含量明显升高；Bay11-7082 预处理后可使核内 p65 的蛋白含量与 LPS 组相比下调 24.5%，明显抑制 p65 的转移入核；而 Bay11-7082 和 PC、EA、PPPs 联合预处理后，可以使核内 p65 的蛋白表达量分别下调 44.3%、30%、33%。细胞浆内 p65 的蛋白含量与细胞核内的变化趋势正好相反[图 3-5(b)]，Bay11-7082 可以显著抑制 LPS 导致的 p65 的核转移，而 Bay11-7082 与受试物联合使用，进一步阻止了 p65 的核转移，与 Bay11-7082 单独使用相比差异达到显著性（$P < 0.05$），说明 PPPs、PC 和 EA 可以通过阻断 IκBα 的磷酸化来抑制 p65 的核转移，从而抑制 LPS 对 NF-κB 的激活。

对 LPS 诱导的炎症反应的进一步分析可以发现，Bay11-7082 与 PPPs、PC 和 EA 的联合预孵育可以显著性地抑制促炎细胞因子和炎性介质的分泌[图 3-5(c)、(d)]（$P < 0.001$），这些结果与上面的 Western blot 检测的蛋白结果相一致，说明受试物具有和 Bay11-7082

相似的作为 IκBα 磷酸化抑制剂的作用，通过阻断 IκBα 的磷酸化来抑制 p65 的核转移，从而抑制 NF-κB 通路的激活，降低细胞炎症因子的产生，调控炎症反应。

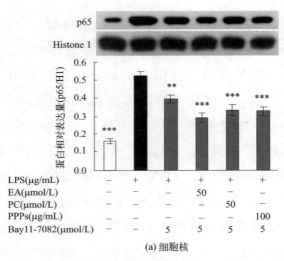

(a) 细胞核

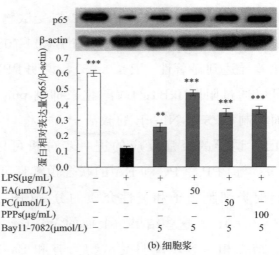

(b) 细胞浆

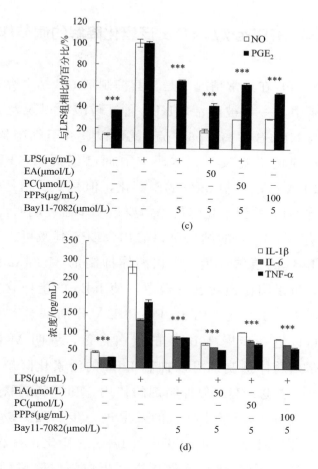

图 3-5　PC、EA、PPPs 和 IκBα 抑制剂对 LPS

诱导的 RAW264.7 巨噬细胞 NF-κB p65 核转移

［（a）、（b）］以及细胞炎症因子分泌［（c）、（d）］的影响

（与 LPS 相比，** 表示 $P < 0.01$，*** 表示 $P < 0.001$）

3.3.4 PPPs 对 IκBα 泛素化降解的调节作用

NF-κB 在正常情况下是与其抑制剂 IκB 结合存在于细胞浆中，一旦被激活，IκBα 通过磷酸化以及泛素化降解与 NF-κB 解离，p65/p50 就可以迁移至细胞核内，激活相应的炎症反应。本研究前面已经证明，PPPs、PC 和 EA 可以抑制 IκBα 的磷酸化，但是受试物是否能够影响 IκBα 的泛素化降解，需要进一步研究阐明。

从图 3-6(a) 的结果可以看出，LPS 刺激可以显著降低 IκBα 的蛋白含量，蛋白酶体抑制剂 MG-132 预处理后，可以明显逆转这一现象，使 IκBα 的蛋白含量升高；而 MG-132 与 PPPs、PC 和 EA 分别联合预处理后，可以进一步提高 IκBα 的蛋白含量，说明 MG-132 作为蛋白酶体抑制剂可以抑制 IκBα 的泛素化降解，而 3 种受试物也具有类似抑制剂的作用，和抑制剂联合使用，抑制 IκBα 泛素化降解的效果进一步加强。磷酸化的 IκBα 即 p-IκBα 的蛋白变化与 IκBα 的变化正好相反。由于 IκBα 的磷酸化、泛素化进而蛋白酶体降解使 p65 从 IκB 上解离下来，并由细胞浆迁移至细胞核，因此 MG-132 作用可以使 LPS 诱导的细胞核内 p65 含量降低而胞浆内的 p65 含量升高，结果见图 3-6(b)。并且这一效果通过受试物与 MG-132 的联合作用进一步加强，通过对 NF-κB 通路的抑制，可以进一步抑制细胞炎症

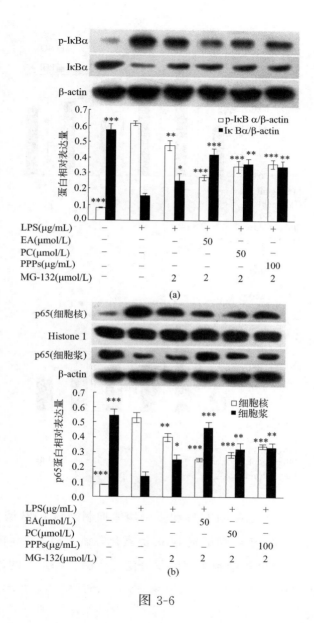

图 3-6

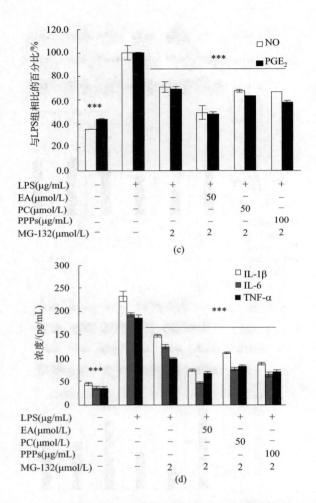

图 3-6　PC、EA、PPPs 和蛋白酶体抑制剂对 LPS 诱导的
RAW264.7 巨噬细胞 IκBα 泛素化降解 (a)、p65 核
转移 (b) 以及细胞炎症因子分泌 [（c）、（d）] 的影响
（与 LPS 相比，* 表示 $P < 0.05$，** 表示 $P < 0.01$，*** 表示 $P < 0.001$）

因子的产生。图 3-6[（c）、（d）]就展示了这一结果。说明 PPPs、PC 和 EA 3 种受试物抑制细胞炎症因子的分泌也通过了 IκBα 的泛素化降解途径，也就是说，蛋白酶体泛素化降解可能是石榴多酚抗炎作用的又一靶点。

3.4 PPPs 对 MAPK 炎症通路的调节作用

3.4.1 测定方法

3.4.1.1 LPS 对 MAPK 通路激活的影响

将对数生长期的细胞以 10^6 个/mL 的密度接种于 6cm 细胞培养板中，待细胞完全贴壁后，换无血清培养基饥饿培养过夜，处理组分别加入中、高剂量的 PC（10、50μmol/L）、EA（10、50μmol/L）和 PPPs（10、100μg/mL），对照组和 LPS 组加入含 DMSO（0.2%）的完全培养基预孵育 1h；然后对照组加入 PBS，其余各组加入 LPS（1μg/mL）共同孵育 20min；裂解细胞，收集蛋白，Western blot 法检测 MAPK 通路中蛋白的磷酸化情况。

3.4.1.2　PPPs 和 MAPK 抑制剂对 iNOS 和 COX-2 蛋白表达的影响

将对数生长期的细胞以 $4×10^5$ 个/mL 的密度接种于 6 孔板中，待细胞完全贴壁后，换无血清培养基饥饿培养过夜，处理组分别加入 PC（50μmol/L）、EA（50μmol/L）、PPPs（100μg/mL）和 p38 抑制剂 SB203580（25μmol/L）、ERK 抑制剂 U0126（25μmol/L）、JNK 抑制剂 SP600125（25μmol/L），对照组和 LPS 组加入含 DMSO（0.2%）的完全培养基预孵育细胞 1h；然后对照组加入 PBS，其余各组加入 LPS（1μg/mL）共同孵育 24h；分别收集细胞上清液和总蛋白，Western blot 法检测各受试物和 MAPK 抑制剂对 iNOS 和 COX-2 蛋白表达的影响，细胞上清液用于测定各受试物及 MAPK 抑制剂对细胞炎症因子分泌的影响，方法同第 2 章 2.4.4.1 小节。

3.4.2　PPPs 对 MAPK 通路的调节作用

MAPK 在调节细胞生长、分化以及对细胞因子和应激反应做出相应的细胞应答时发挥着关键的作用。近来许多研究发现，MAPK 在炎症应答方面也发挥着重要作用。为了研究 PPPs 等受试物除了通过 NF-κB 通路，是否也与 MAPK 炎症信号通路有关，本节采用 Western blot 法检测了 MAPK 通路中的 ERK、JNK 和

p38 的磷酸化情况。结果如图 3-7 所示,LPS 的刺激能够明显促进 MAPK 通路中 p38、ERK 和 JNK 的磷酸化而激活炎症反应。然而 PC、EA 和 PPPs 的中、高剂量组均能够显著性地逆转这一作用($P < 0.001$)。p-ERK/ERK 的表达量在 EA、PC、PPPs 中剂量组的作用下,与 LPS 组相比,分别下调了 28.85%、47.92% 和 32.24%,而 3 个高剂量组分别下调了 65.75%、79.41% 和 63.03%;对于 p-p38/p38 的蛋白水平,EA、PC、PPPs 中剂量组分别下调了 16.43%、30.26% 和 29.26%,而高剂量组分别下调了 32.98%、58.05% 和 51.34%;至于 p-JNK/JNK 的蛋白水平,EA、PC、PPPs 中剂量组分别下调了 18.05%、31.15% 和 19.22%,高剂量组则分别下调了 48.53%、59.68% 和 46.60%。由这些数据可以看出,EA、PC、PPPs 对 ERK、p38 和 JNK 的磷酸化均具有显著的抑制作用,并且呈明显的剂量依赖效应;就 3 条通路的抑制效果而言,对 3 种受试物最为敏感的是 ERK 通路,其抑制效果最强。

综上所述,EA、PC、PPPs 可以通过抑制 MAPK 通路中的 p38、ERK 和 JNK 来抑制细胞内的炎症反应。3 种受试物的作用效果相比较,PC 的抑制效果最强,其次是 PPPs,EA 的作用最弱。

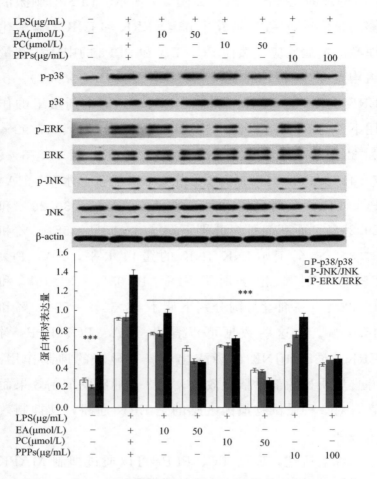

图 3-7　PC、EA 和 PPPs 对 LPS 诱导的 RAW264.7

巨噬细胞 MAPK 通路的影响

（与 LPS 相比，*** 表示 $P < 0.001$）

3.4.3　PPPs 对 iNOS 和 COX-2 蛋白表达的调节作用

　　为了更好地阐明 MAPK 通路对炎症反应及炎性介质的作用，选择 3 种 MAPK 抑制剂：SB203580（p38抑制剂）、U0126（ERK 抑制剂）和 SP600125（JNK抑制剂），来与受试物比较对 LPS 诱导的炎性介质的影响。图 3-8（a）是对 iNOS/COX-2 蛋白表达的影响，从图中可以看出，PC、PPPs 和 EA 可以显著性地抑制 LPS 诱导的 iNOS 和 COX-2 蛋白表达的升高，这个作用和 3 种抑制剂的作用效果相似，说明这 3 种受试物均对 MAPK 炎症通路有抑制作用。在 3 种受试物中，PC展现了最强的抑制效果，PPPs 其次。而对于 iNOS/COX-2 的下游产物 NO/PGE_2，3 种受试物的抑制效果与对其上游酶 iNOS/COX-2 的抑制趋势一致[图 3-8（b）]。以上结果进一步表明，PPPs、PC 和 EA 的抗炎作用也可以通过抑制 MAPK 通路而实现，通过抑制剂验证，其主要作用靶点可能是 p38、ERK 和 JNK，尤其是 ERK。

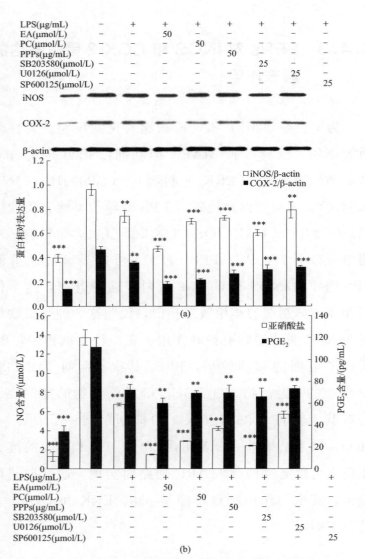

图 3-8　PC、EA、PPPs 和 MAPK 抑制剂对 LPS 诱导的 RAW 264.7

巨噬细胞 iNOS/COX-2 表达 (a) 和 NO/PGE$_2$ 分泌 (b) 的影响

（与 LPS 相比，** 表示 $P<0.01$，*** 表示 $P<0.001$）

3.5
讨论

MAPK 和 NF-κB 是炎症应答过程中最重要的两条通路。MAPK 是丝氨酸/苏氨酸蛋白激酶家族中信号转导通路中的一部分，能够通过基因表达等途径连接炎症和其他细胞外信号到细胞内的应答。MAPK 能够被化学和物理等因素激活，从而调节炎症、免疫应答和各种细胞因子的表达，如 IL-1β、IL-6 和 TNF-α[121]。有报道发现，LPS 刺激后，p38、JNK 和 ERK 均参与了 COX-2 和 iNOS 的表达调控[104,120,122]；然而也有一些研究发现，MAPK 只有其中一条或两条通路参与了 LPS 诱导的 COX-2 和 iNOS 的表达[93,105,123,124]。Shukla 等[107] 的研究也显示，富含水解单宁的石榴提取物能够抑制 LPS 诱导的小鼠巨噬细胞中 JNK 通路的激活，然而，MAPK 的另外两条通路 ERK 和 p38 通路在文中未见报道。而本章的研究结果显示，PPPs 及 PC、EA 对 MAPK 通路中 ERK、JNK 和 p38 通路的磷酸化均具有较强的抑制作用，从而下调了 LPS 诱导的 RAW264.7 小鼠巨噬细胞中 iNOS 和 COX-2 的表达及其下游产物 NO 和 PGE_2 的分泌。同时，本研究也进一步明确了石榴多酚发挥抗炎作用的主要成分。

NF-κB 也是炎症反应的一个重要通路，在免疫应答和炎症反应中起着至关重要的作用[138]；该信号通路也可以调控炎性介质 COX-2 和 iNOS 的表达，以及增强促炎细胞因子 TNF-α、IL-1β 和 IL-6 的分泌[92]。此外，ROS 也被认为能够通过氧化还原激活 NF-κB 信号通路来参与调控炎症基因的表达[139]。NF-κB 激活的分子机制包含了一连串胞浆蛋白的级联活化以及 NF-κB p65 亚基的核转移[140]。细胞在静息状态时，NF-κB 与其抑制剂 IκB 相结合以非活化形式存在于细胞浆中，当机体受到炎症刺激时（如 LPS)，与 NF-κB 结合的 IκBα 蛋白被 IκBα 激酶催化，发生磷酸化，进而发生泛素化和蛋白酶体降解[141]。这一结果导致 NF-κB 从 IκBα 上解离下来并进行核转移，从胞浆进入细胞核。在细胞核中，NF-κB 结合到特定的 DNA 序列的启动子区域，从而启动和调控靶基因的转录[123]。研究发现，PPPs、PC 和 EA 均能够抑制 IκBα 的磷酸化和泛素化降解，从而阻止 LPS 诱导的 p65 的核转移。通过受试多酚与 IκBα 的磷酸化抑制剂（Bay11-7082）或与泛素蛋白酶体抑制剂（MG-132）联合施用证实，PPPs 及其主要成分 PC、EA 可以加强 NF-κB 抑制剂的作用，通过抑制 IκBα 的磷酸化和泛素化降解，阻断 p65 的核转移，从而起到抑制 NF-κB 通路激活的作用。这说明，IκBα 的磷酸化和泛素化降解很可能是石榴多酚发挥抗炎作用的主要靶点之一。之前也已经有研究表明，石榴及其提取物具有抗炎作用。Shah 等[116] 在研究中报道，石榴汁和纯化后的 PC 可以降低结肠炎 SD 大鼠的 NF-κB mRNA 水平；Ramlagan 等[117] 报道，石榴的中果皮提取物能够显著地降低 3T3-L1 脂肪前体细胞中 ROS 的产生，并下调 NF-κB 的过表达；Romier-Crouzet 等[111] 发现石榴提取物能够抑制 IL-1β 诱导的 Cao-2 细胞的 NF-κB 活性；Dell' Agli 等[45] 转染 THP-1 细胞，发现石榴皮的甲醇提取物和 EA、PC 能够抑制疟原虫色素诱导的 NF-κB 启动子的活性。这些采用不同细胞、从不同角度的研究结果与我们的研究结果相一致。

我们还发现 PPPs、PC 和 EA 都能够显著性地抑制 LPS 诱导的 TLR4 的 mRNA 和蛋白的表达。TLRs 是炎症反应分子机制的重要组成部分，LPS 能够通过选择性地刺激 TLR4，触发 NF-κB 和 MAPK 通路，来激活巨噬细胞和神经胶质细胞[142]，并最终导致产生过剩的炎性介质和促炎细胞因子[143,144]。这一结果表明，PPPs、PC 和 EA 可以通过抑制 TLR4 的表达，下调细胞膜表面炎症刺激物受体，从源头上抑制了 NF-κB 和 MAPK 通路的激活。

酚类化合物通常具有较高的抗氧化活性[145]，许多观点都认为，多酚类化合物的抗炎作用在很大程度上归功于其强大的抗氧化能力。鞣花单宁（ETs）和 EA 作为石榴中的抗氧化成分其功效在很大程度上取决于它们的化学结构。在 ETs 中，酚羟基中的邻位酚羟基极易被氧化，具有很强的捐出氢原子和支持未配对电子的能力，因而对 ROS 等自由基有较强的捕捉能力，具有很强的抗氧化性和清除自由基的能力。此外，酚羟基的个数也是影响酚类化合物抗氧化活性的一个重要因素，通常羟基越多，其活性越高[146]。PC 与分子量较小的 EA 相比，具有更多的苯环和酚羟基，其结构稳定且具有更强的抗自由基活性。Seeram[147] 报道，PC 比 EA 具有更强的抗氧化活性，是石榴汁中最有效的抗氧化成分，其抗氧化性是由自身结构中高度的羟基化引起的，石榴汁的抗氧化能力至少50％都是由 PC 贡献的。本文的研究结果发现 PC 的抗炎作用要优于 EA。Winand 和 Schneider[148] 的研究报道，石榴皮提取物、PC 和 EA 均可以降低促炎细胞因子的分泌，并且 PC 的效果优于 EA，这与我们对细胞炎症因子的研究结果一致，但对于这些受试物抗炎作用的分子机制未见报道；Mo 等[149] 发现，在巴豆油诱导的小鼠耳部水肿、角叉菜胶诱导的大鼠足部水肿和 CFA 诱导的多发性关节炎模型中，石榴皮提取物的抗炎作用也均要好于 EA；Park[150] 在 PM10 诱导对 THP-1 细胞的存活率和细胞黏附性影响的研究中发现，PC 的抗炎效果要好于 EA；此外，Lee[151] 从石榴中分离出 4 种可水解的单宁，并对这 4 种成分的抗炎作用进行了研究，结果表明这 4 种成分中，PC 对于寻常痤疮的抑制作用最强。我们的研究结果也证明，PPPs 和 PC 具有比 EA 更强的抗炎作用，说明 PC 是 PPPs 中最主要的活性成分。当然，也有研究结果不一致的报道，Lee 等[44] 从石榴中分离提取出 4 种成分并研究其抗炎作用，在他的研究中，PC、石榴皮鞣质、木麻黄素 A 和石榴皮亭 B 4 种成分均可抑制 NO 的分泌和 iNOS 的表达，其中石榴皮亭 B 对 iNOS 和 COX-2 的抑制作用最强，其次是 PC。虽然在他的研究中石榴皮亭 B 的抗炎作用最强，但是石榴皮亭 B 的得率只有 0.013％，而 PC 的得率是 0.093％，远高于石榴皮亭 B，所以虽然石榴皮亭 B 的活性更高，但考虑到其在石榴中极低的含量，在 PPPs 中起决定性作用的应该还是 PC。此外，不同的原料、不同的提取溶剂及方法都可能会导致石榴皮提取纯化物的成分及含量出现差别，而 PC 则是石榴皮中比较普遍存在且含量较高的成分，因此，PC 应该是 PPPs 中生物活性最强的成分。除此之外，还有一些研究认为 PC 分子量太大而不能被直接吸收进入血液循环，而是在肠道内水解成分子量较小的 EA 再被吸收，因此在体内不能够直接发挥作用，实际发挥作用的仍然是其水解产物 EA，甚至是 EA 被肠道菌群进一步分解的产物尿石素。然而，Cerda 等[152] 和 Zou 等[153] 的研究证实，在灌胃 PPPs 短时间后，大鼠血液中的 PC 含量会有明显升高，说明 PC 可以被直接吸收进入血液循环。所以综上所述，我们认为 PPPs 具有较强的抗炎作用，而在 PPPs 中发挥决定性作用的是 PC。

3.6
本章小结

（1）PPPs（100μg/mL）、PC 和 EA（50μmol/L）均能够显著性地抑制 LPS 诱导的 RAW264.7 小鼠巨噬细胞中 TLR4 的基因和蛋白表达，说明石榴多酚在炎症刺激物的受体识别阶段就参与了抗炎作用。

（2）PPPs 和 PC、EA 发挥抗炎作用的途径之一是抑制了 NF-κB 炎症信号通路。PPPs 及其主要多酚组分可以通过阻断 LPS 诱导的 IκB 的磷酸化、泛素化和蛋白酶体降解来阻断 p65 的核转移，从而起到抑制 NF-κB 激活的作用。

（3）PPPs 和 PC、EA 抗炎作用的另一途径是调控了 MAPK 通路。主要作用是抑制了 MAPK 信号通路的 p38、ERK 和 JNK 的磷酸化，进一步下调了炎性介质 iNOS 和 COX-2 的蛋白表达，从而起到抗炎作用。

（4）研究结果显示，在同等剂量浓度下比较，PC 的抗炎效果要明显强于 EA，因此，PC 是 PPPs 中最主要的活性成分，要保持 PPPs 具有较高的抗炎活性，应尽量减少 PC 的降解。

第 4 章

石榴皮多酚对代谢综合征的调节作用

通过前面的研究，我们发现 PPPs 及其主要成分均具有较好的体外抗炎作用，能够通过抑制 TLR4-MAPK-NF-κB 信号通路的激活，下调炎性介质和促炎细胞因子的转录和分泌。但由于生物机体的复杂性，体内环境下炎症反应受到多种因素的调节和控制。PPPs 在体内环境能否发挥其抗炎作用，其作用机制是否与体外条件下一致，需进一步研究证实。

代谢综合征（MS）是由遗传和环境因素共同决定的，特别是与高脂高糖饮食有很大关系[154,155]。MS 是以肥胖、空腹高血糖、胰岛素抵抗、血脂紊乱、高血压、动脉粥样硬化、2 型糖尿病、非酒精性脂肪肝等组成的一大类代谢紊乱症候群，许多心脑血管疾病都与代谢综合征密切相关[156,157]。MS 的发病机理本质上认为是长期代谢性慢性低度炎症，导致机体多种代谢功能紊乱的结果。本章通过高脂高糖建立 SD 大鼠的 MS 模型，研究 PPPs 对 SD 大鼠 MS 症状的改善和预防，并探讨 PPPs 的体内抗炎作用及抗炎分子机制，旨在为石榴提取物预防 MS 及相关心脑血管疾病提供一定的理论依据。

4.1 动物实验

4.1.1 实验动物及饲料

实验动物为 SPF 级 SD 大鼠，体重 200～225g，60 只，购于北京维通利华实验动物技术有限公司，许可证号为 SCXK（京）2016-0011。饲养环境符合 SPF 级大鼠的饲养标准，饲养期间采用自由饮水和采食的方式，试验前适应性喂养 1 周。每日光照在 12h，室内通风良好，室温保持在 22±2℃，湿度保持在 50% 左右，每笼 3～4 只大鼠，每周对各组大鼠进行称重。其它日常饲养管理按常规进行。

动物饲料及配方：高糖高脂饲料（HFD，45% Fat，17% Sucrose），型号 D12451；对照饲料（LFD，10% Fat，7% Sucrose），型号 D12450J；购自 Research diets（USA），均为纯化饲料，具体饲料成分配方见表 4-1。

表 4-1 动物饲料组成及含量

成分	高糖高脂饲料（D12451）		对照饲料（D12450J）	
	质量/g	能量/kcal[①]	质量/g	能量/kcal[①]
酪蛋白（30 目）	200	800	200	800
L-胱氨酸	3	12	3	12

成分		高糖高脂饲料(D12451)		对照饲料(D12450J)	
		质量/g	能量/kcal[①]	质量/g	能量/kcal[①]
玉米淀粉		72.8	291	506.2	2024.8
麦芽糊精 10		100	400	125	500
蔗糖		172.8	691	68.8	275.2
纤维素 BW200		50	0	50	0
大豆油		25	225	25	225
猪油		177.5	1598	20	180
复合矿物质 S10026		10	0	10	0
磷酸氢钙		13	0	13	0
碳酸钙		5.5	0	5.5	0
柠檬酸钾($1H_2O$)		16.5	0	16.5	0
复合维生素 V10001		10	40	10	40
酒石酸氢胆碱		2	0	2	0
柠檬黄		0	0	0.04	0
诱惑红		0.05	0	0	0
食用亮蓝		0	0	0.01	0
总计		858.15	4057	1055.05	4057
各成分质量与能量占比	蛋白质/%	24	20	19.2	20
	碳水化合物/%	41	35	67.3	70
	脂肪/%	24	45	4.3	10

① 1cal=4.19J。

4.1.2 实验动物的分组及处理

60 只 SPF 级 SD 大鼠适应性喂养 1 周后，随机分为 6 组，每组 10 只，按以下处理进行试验。

（1）正常对照组（Control） 对照饲料（LFD）喂养，10mL/（kg·bw·d）灌胃灭菌双蒸水。

（2）PPPs对照组（PPPsC） LFD喂养，300mg/（kg·bw·d）灌胃PPPs。

（3）高脂高糖模型组（Model） 高脂高糖饲料（HFD）喂养，10mL/（kg·bw·d）灌胃灭菌双蒸水。

（4）PPPs低剂量组（PPPsL） HFD喂养，150mg/（kg·bw·d）灌胃PPPs。

（5）PPPs高剂量组（PPPsH） HFD喂养，300mg/（kg·bw·d）灌胃PPPs。

（6）辛伐他汀对照组（Simvastatin，SIMV） HFD喂养，1mg/（kg·bw·d）灌胃SIMV。

试验动物按以上分组连续处理12周，其间各组动物均自由摄食和饮水，每天定时观察和处理；定期测量SD大鼠体重、摄食量和空腹血糖值。试验结束后，在处理前一天，各组大鼠实行禁食但不禁水处理，12h后每组大鼠乙醚麻醉使其昏迷，眼眶静脉丛取血法取血，再进行颈椎脱臼方式处死。所取血液离心处理分离血清（4000r/min，20min），将上清液收集并分装用于各项指标的测定，没有立即测定的血清于－80℃冰箱保存。

4.2
PPPs 对 MS 大鼠的调节作用

4.2.1 实验方法

4.2.1.1 组织标本的采集

大鼠处死前称体重。将大鼠处死后，迅速取出肝脏称重，取一叶肝，用冰生理盐水冲洗后，切取肝脏相同部位适量组织一小块，泡入 4% 多聚甲醛溶液中固定，后续做石蜡切片用；其他肝叶用 0.1% 的 DEPC 水处理，每叶肝分装入无酶离心管中，标记清楚，用液氮速冻，放于 −80℃ 备用，以供做进一步分析使用。

4.2.1.2 体重、摄食量及肝重指数测定

试验开始前称取大鼠初始体重。试验期间，每周固定时间测定大鼠体重及食物消耗量，计算食物利用率（体重增重/摄食量）。试验结束后，处死大鼠前称取体重及处死后肝脏湿重，计算肝重指数。

$$肝重指数 = 肝脏湿重/体重 \times 100\%$$

4.2.1.3 大鼠血清生化指标的测定

对血清中 TG、TC、FBG、HDL-C、LDL-C、

ALT、AST、CRP、FFA 进行测定，采用全自动生化
分析仪进行测定。

4.2.1.4 大鼠肝脏 TC、TG 的测定

准确称取 0.1g 左右肝脏组织，按质量（g）：体积
（mL）＝1：9 的比例，加入 9 倍体积的无水乙醇，冰水
浴条件下机械匀浆，2500r/min 离心 10min，取上清液
全自动生化分析仪测定肝脏中 TC、TG 含量。

4.2.2 PPPs 对 MS 大鼠体重和摄食量的影响

为了研究高糖高脂饲料对 SD 大鼠体重的影响，对
大鼠的体重和摄食量每周进行动态观察记录，并最终计
算出体重的增长和食物利用率，具体结果见表 4-2。从
表 4-2 中可以看出，由于是随机分组，各组大鼠的初始
体重无差异，经过 12 周分别喂养 LFD 和 HFD，及灌
胃 PPPs 和 SIMV 后，各组动物无死亡，各组大鼠的最
终体重和体重增长量出现了差异，对照组和 PPPsC 组
的体重增长最少，Model 组体重增长最多，比两个对照
组的体重多增长了 100g 左右（$P < 0.001$）；其次是
PPPsL 组；PPPsH 组和 SIMV 组的体重比对照组略
高，说明 PPPs 可以剂量依赖性地减少大鼠的体重增
长，且 PPPsH 组的作用效果与 SIMV 组相似。对于摄
食量的差异，由于 HFD 饲料比较油腻，HFD 组比
LFD 组的摄食量略有下降，说明 HFD 组的体重增加并

不是由于摄食量增加引起的；食物利用率也说明了这一点，HFD 组的食物利用率明显高于 LFD 组的食物利用率（$P < 0.001$）。而对照组和 PPPsC 组之间的各项数据均无显著性差异（$P > 0.05$），说明即便是灌胃高剂量 PPPs 也未见对大鼠体重造成明显的损害等影响。

表 4-2　PPPs 对高糖高脂喂养的大鼠体重和摄食量的影响（$\bar{x} \pm s$）

组别	初始体重/g	最终体重/g	体重增量/g	食物摄取量/g	食物效用指数/%
对照组	260.72± 8.81	556.89± 33.75c	293.49± 27.64c	1862.87± 60.65a	7162.72± 233.21b
PPPsC	258.57± 5.62	540.83± 37.12c	281.83± 36.96c	1776.84± 123.58a	6831.96± 475.16b
Model	255.89± 8.01	650.43± 47.04a	395.43± 44.66a	1597.22± 91.07b	7551.64± 430.59a
PPPsL	259.86± 4.10	606.14± 40.52b	348.86± 43.35b	1534.13± 80.71b	7253.38± 381.61a
PPPsH	257.29± 4.75	573.57± 36.30bc	316.00± 33.17bc	1466.37± 27.42b	6932.99± 129.66a
SIMV	258.43± 3.91	575.29± 30.02bc	322.43± 29.94bc	1515.72± 39.44b	7166.33± 186.47a

注：a、b、c 表示多重比较各组之间的差异显著性（$P < 0.05$）。

4.2.3　PPPs 对 MS 大鼠血脂的调节作用

不同的饲料喂养和受试物灌胃结束后，对各组大鼠的血脂指标进行测定，研究 PPPs 对 SD 大鼠是否具有降低血脂的作用。从表 4-3 可以看出，Model 组的 TC、TG、LDL-C 和 LDL-C/HDL-C 都明显高于对照组（$P < 0.001$），SIMV 灌胃可以明显抑制这些血脂指标的增高

（$P<0.001$），具有明显的降血脂作用；对于受试物组，随着 PPPs 灌胃剂量的增加，各项血脂指标也明显出现梯度下降（$P<0.001$），说明 PPPs 可以剂量依赖性地抑制 HFD 引起的血脂增高，对于高血脂具有预防作用。

表 4-3　PPPs 对高糖高脂喂养的大鼠血脂的影响（$\bar{x}\pm s$）

组别	TC /(mmol/L)	TG /(mmol/L)	HDL-C /(mmol/L)	LDL-C /(mmol/L)	LDL-C/ HDL-C
对照组	1.41± 0.09d	0.87± 0.11d	0.89± 0.06a	0.46± 0.06c	0.51± 0.06d
PPPsC	1.40± 0.18d	0.77± 0.15d	0.68± 0.17bc	0.45± 0.09c	0.67± 0.13d
Model	2.80± 0.39a	2.64± 0.19a	0.71± 0.10b	1.03± 0.07a	1.45± 0.10a
PPPsL	2.01± 0.07b	1.63± 0.23b	0.65± 0.03bc	0.71± 0.08b	1.09± 0.12b
PPPsH	1.70± 0.19c	1.24± 0.23c	0.50± 0.06d	0.53± 0.05c	1.05± 0.10bc
SIMV	1.66± 0.16cd	1.48± 0.07bc	0.60± 0.04c	0.54± 0.07c	0.90± 0.12c

注：a、b、c、d 表示 Duncan 多重比较各组之间的差异显著性（$P<0.05$）。

4.2.4　PPPs 对 MS 大鼠血糖、转氨酶和 FFA 的调节作用

表 4-4　PPPs 对高糖高脂喂养的大鼠血糖、
转酶和 FFA 的影响（$\bar{x}\pm s$）

组别	FBG/ (mmol/L)	ALT/ (U/L)	AST/ (U/L)	FFA/ (mmol/L)
对照组	5.23± 0.28c	26.23± 1.36c	117.08± 2.31c	0.76± 0.06c

组别	FBG/(mmol/L)	ALT/(U/L)	AST/(U/L)	FFA/(mmol/L)
PPPsC	5.39± 0.23c	26.63± 2.88c	125.03± 8.69bc	0.68± 0.05c
Model	6.49± 0.13a	50.26± 3.91a	221.53± 15.87a	2.23± 0.13a
PPPsL	5.89± 0.24b	38.34± 2.54b	139.58± 13.80b	1.17± 0.11b
PPPsH	5.42± 0.24c	29.35± 1.01c	132.18± 10.20bc	1.15± 0.14b
SIMV	5.51± 0.38c	27.38± 2.46c	124.20± 8.22bc	1.22± 0.24b

注：a、b、c 表示 Duncan 多重比较各组之间的差异显著性（$P<0.05$）。

从表 4-4 可以看出，高糖高脂喂养使 Model 组大鼠的空腹血糖（FBG）比对照组明显升高（$P<0.001$），经不同浓度的 PPPs 灌胃处理，可使大鼠的 FBG 含量比 Model 组呈现显著性的梯度下降（$P<0.01$），说明 PPPs 可以剂量依赖性地抑制高糖高脂诱导的 SD 大鼠的 FBG 升高。高糖高脂喂养对 SD 大鼠的肝功能也有明显的影响，Model 组的 ALT 和 AST 都较对照组明显升高（$P<0.001$），而 PPPs 和 SIMV 灌胃都会显著性地抑制 ALT 和 AST 的升高（$P<0.001$），并且 PPPsH 组和 SIMV 组可使 FBG 和 ALT、AST 下降到和对照组同等水平（$P>0.05$）。有报道称，在 NAFLD 模型中 FFA 的水平会上升，这是因为脂肪分解增强，使外周脂肪组织中 FFA 的分泌升高，导致肝脏对 FFA 的摄取增多，进而转化为甘油三酯[158]。表 4-4 的结果也完全符合这一特点，Model 组的 FFA 含量较对照组

明显上升（$P<0.001$），而 PPPsL 组、PPPsH 组和
SIMV 组可以显著性地降低 FFA 的含量（$P<0.001$），
但 PPPs 的浓度对 FFA 的影响并不明显，PPPsL 组和
PPPsH 组之间 FFA 水平无显著性差异（$P>0.05$）。

4.2.5　PPPs 对 MS 大鼠血清 CRP 的调节作用

CRP 是一种炎症急性相蛋白，在炎症初期时就开
始升高，主要由肝细胞在机体受到微生物入侵或组织损
伤等炎症性刺激时分泌。图 4-1 的结果显示，高糖高脂
喂养后，SD 大鼠的 CRP 值较对照组明显升高
（$P<0.001$），而灌胃了 PPPs 和 SIMV 后，CRP 浓度
明显下降，PPPsL 组、PPPsH 组和 SIMV 组的 CRP
浓度依次下降了 55.46 %、68.41 % 和 61.43 %，与
Model 组差异极显著（$P<0.001$）。

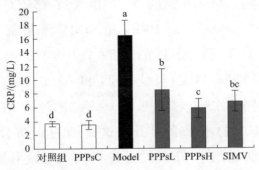

图 4-1　PPPs 对高糖高脂喂养的大鼠血清 CRP 的影响

[a、b、c、d 表示多重比较各组之间的差异显著性（$P<0.05$）]

4.3
PPPs 对 MS 大鼠肝脏的保护作用

4.3.1 PPPs 对 MS 大鼠肝脂和肝重指数的调节作用

为了进一步研究 HFD 和 PPPs 对 SD 大鼠肝脏的影响，我们对大鼠的肝脂也进行了测定，并计算了肝重指数。表 4-5 表明，HFD 喂养能够明显提高肝脏中 TC、TG 含量，引起肝脏肥大，使肝指数增加（$P <$ 0.001）。不同浓度的 PPPs 灌胃可以明显地梯度抑制肝 TC 和 TG 的升高（$P < 0.001$），SIMV 灌胃的效果与 PPPsH 组相似，说明 PPPs 可以剂量依赖性地抑制肝脏 TC、TG 的升高。SIMV 灌胃对肝重指数的影响最明显，基本可以完全逆转 HFD 引起的肝重指数的升高，PPPs 两组也均可引起肝重指数的下降，但 PPPsL 组引起的肝重指数下降未达到显著水平（$P > 0.05$）。

表 4-5　PPPs 对高糖高脂喂养的大鼠肝脂和肝重指数的影响（$\bar{x} \pm s$）

项目	对照	PPPsC	Model	PPPsL	PPPsH	SIMV
TC/	0.17±	0.22±	0.41±	0.26±	0.22±	0.21±
(mmol/g)	0.03d	0.02c	0.02a	0.02b	0.03c	0.02c

项目	对照	PPPsC	Model	PPPsL	PPPsH	SIMV
TG （mmol/g）	0.20± 0.03d	0.24± 0.02d	1.02± 0.08a	0.61± 0.09b	0.33± 0.04c	0.33± 0.08c
肝指数/%	2.83± 0.03c	2.85± 0.12c	3.51± 0.18a	3.30± 0.09ab	3.16± 0.19b	2.90± 0.22c

注：a、b、c、d 表示多重比较各组之间的差异显著性（$P<0.05$）。

4.3.2 PPPs 对 MS 大鼠肝脏 MPO 的调节作用

髓过氧化物酶（MPO）是中性粒细胞所特有，即使在有强吞噬作用的巨噬细胞中也极少或完全没有这种酶。但在炎症状态下，它被释入细胞外液，进入循环。此酶参与含 LDL 的脂类氧化，研究发现 MPO 有促进 AS 病变形成的作用。图 4-2 的结果显示，高脂高糖喂养

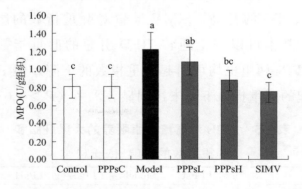

图 4-2　PPPs 对高糖高脂喂养的大鼠肝脏 MPO 的影响

［a、b、c 表示多重比较各组之间的差异显著性（$P<0.05$）］

一段时间后，Model 组的 MPO 水平较 Control 组明显升高（$P<0.01$），而灌胃了 PPPs 和 SIMV 后，PPPsL 组、PPPsH 组和 SIMV 组的 MPO 浓度依次下降了 10.68 %、28.15 %和 38.83 %，除 PPPsL 组与 Model 组差异不显著（$P>0.05$），PPPsH 组和 SIMV 组与 Model 组的差异均极显著（$P<0.01$）；说明 PPPs 对 MPO 的抑制作用随浓度升高而增强，PPPsH 的作用效果与 SIMV 的效果相似。

4.3.3　PPPs 对 MS 大鼠肝脏外观的改变

从图 4-3 可以看出，对照组的 SD 大鼠肝脏呈暗红色，表面非常光滑，且边缘锐利，组织较坚韧；而 Model 组的肝脏肉眼可见其体积变大、颜色发黄变浅、脆弱易碎、边缘也变圆钝、切面油腻。

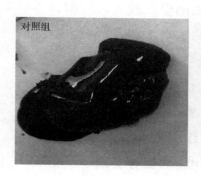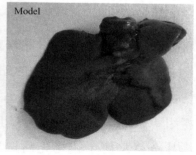

图 4-3　大鼠肝脏照片（对照组和 Model 组）

4.3.4 PPPs 对 MS 大鼠肝脏病理学的改变

4.3.4.1 大鼠肝脏病理学检测方法

（1）石蜡切片制作步骤

① 取材：将固定液固定 24h 以上的肝脏组织从固定液中取出，在通风橱内用手术刀修理平整，将修切好的肝组织和对应的标签放于脱水盒内。

② 脱水浸蜡：将脱水盒放进吊篮内于脱水机内依次梯度乙醇进行脱水。75％乙醇 4h-85％乙醇 2h-90％乙醇 2h-95％乙醇 1h-无水乙醇Ⅰ 30min -无水乙醇Ⅱ30min- 醇苯 5～10min-二甲苯Ⅰ 5～10min-二甲苯Ⅱ5～10min-65℃融化石蜡Ⅰ1h-65℃融化石蜡Ⅱ1h-65℃融化石蜡Ⅲ 1h。

③ 包埋：将浸好石蜡的组织于包埋机内进行包埋。先将融化的石蜡放入包埋框内，待石蜡凝固之前将肝组织从脱水盒内取出按照包埋面的要求放入包埋框，并贴上对应的标签。放置于−20℃冻台冷却，待石蜡凝固后将蜡块从包埋框中取出并修整蜡块。

④ 切片：将修整好的蜡块置于石蜡切片机内进行切片，切片厚度 4μm。切片漂浮于摊片机 40℃温水上将组织展平，用载玻片将组织捞起，放于 60℃烘箱内烤片。待水烤干蜡烤化后取出常温保存备用。

（2）石蜡切片苏木精-伊红（HE）染色实验步骤

① 石蜡切片脱蜡至水：依次将石蜡切片放入二甲

苯Ⅰ20min-二甲苯Ⅱ20min 无水乙醇Ⅰ5min -无水乙醇
Ⅱ5 min-75％乙醇 5min，然后用自来水洗。

② 苏木素染色：将切片入苏木素染液染 3～5min，
自来水洗；然后用分化液分化，再用自来水洗；用返蓝
液返蓝，最后用流水冲洗。

③ 伊红染色：将切片依次入 85％、95％的梯度乙
醇脱水各 5min，然后入伊红染液中染色 5min。

④ 脱水封片：将切片依次放入无水乙醇Ⅰ5min-无
水乙醇Ⅱ5min-无水乙醇Ⅲ 5min-二甲苯Ⅰ5min-二甲苯
Ⅱ5min 中透明，最后用中性树胶封片。

⑤ 显微镜下进行镜检，并进行图像采集分析。细
胞核呈蓝色，细胞质呈红色。

4.3.4.2　大鼠肝脏病理学检测结果

各组大鼠肝组织病理学检查结果见图 4-4。在光镜
下观察，对照组和 PPPsC 组大鼠的肝组织肝小叶结构

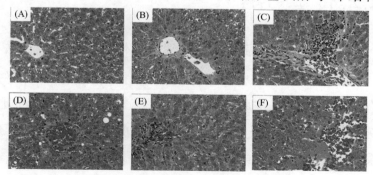

图 4-4　SD 大鼠肝组织病理学变化（HE 染色，×400）

（A）对照组；（B）PPPsC；（C）Model；（D）PPPsL；（E）PPPsH；（F）SIMV

清晰，肝细胞圆润、饱满；肝板排列规则、整齐；肝窦无明显扩张或挤压。而 Model 组大鼠肝组织汇管区周围可见淋巴细胞灶性浸润，多见肝窦轻度扩张淤血，肝窦毛细血管内充满红细胞；胞浆内出现空泡性脂变。给予不同剂量的 PPPs 干预组，炎性细胞浸润明显减少，偶见中央静脉周围淋巴细胞灶性浸润；肝组织的脂质空泡也有一定的改善作用。SIMV 组肝组织也有一定的改善作用。说明高糖高脂喂养引起了 SD 大鼠肝组织的异常，而 PPPs 预防对肝组织有一定的保护作用。

4.4
PPPs 对 MS 大鼠慢性炎症的调节作用

4.4.1 实验方法

4.4.1.1 大鼠肝脏及血清中炎性指标的测定方法

肝组织中相关炎性指标的测定时，精确称取 1g 左右的肝脏组织，按质量（g）：体积（mL）＝1：9 的比例，加入 9 倍体积的生理盐水，冰水浴条件下机械匀浆，得到的肝匀浆 4℃保存，按照试剂盒说明书进行后续相关操作，测定肝组织中 BCA、MPO、NO、IL-1β、IL-6、TNF-α、PGE$_2$ 的含量。

取之前离心处理分装冻存好的血清，对其 NO、IL-1β、IL-6、TNF-α、PGE$_2$ 的含量进行测定，测定方法同第 2 章 2.4.4.1 小节。

4.4.1.2 大鼠肝脏相关炎性因子基因表达的测定方法

取 30mg 肝组织于液氮中迅速研磨成粉末，待液氮完全挥发后，按照 OMEGA 公司试剂盒中组织总 RNA 的提取方法提取肝组织 RNA，加入 600μL 裂解液，轻微震荡混匀，使裂解完全。将裂解混合液进行离心，14000r/min，室温下离心 5min，将上清液转移入一新的无酶 1.5mL 离心管中。向上清液中加入等体积的 70％乙醇，移液器混合均匀。将混合液转入 Hi Bind RNA Mini 柱中，后续操作同第 2 章 2.2.4.1～2.2.4.5 小节。

大鼠肝组织相关基因的引物由上海生工生物工程技术服务有限公司设计并合成，引物的相关信息见表 4-6。内参基因大鼠 β-actin 购买自上海生工。

表 4-6　引物信息

基因名称	引物序列(5'-3')	片段长度/bp
IL-1β	F：GGTCACGAGGCAGCATTGTCG R：AAGAACTCAGTGCTGGCTGTGC	95
IL-6	F：ACTTCCAGCCAGTTGCCTTCTTG R：TTAAGCCTCCGACTTGTGAAGTGG	14
TNF-α	F：CACACGAGACGCTGAAGTAGTGG R：CAGCAGCCTTGTGAGCCAGAG	172
iNOS	F：GAGACGCACAGGCAGAGGTTG R：CAGGAAGGCAGCAGGCACAC	132
COX-2	F：GCAACACCTGAGCGGTTACCAC R：GCAGCGGATGCCAGTGATAGAG	125
β-actin	F：ACTGGGACGATATGGAGAAG R：CATACAGGGACAACACAGC	198

4.4.2 PPPs 对 MS 大鼠炎性介质的调节作用

NO 和 PGE_2 是两种典型的细胞炎性介质，当机体出现炎症反应时，会促进炎性介质的基因表达增强，炎性介质分泌升高，因此，是反映炎症的重要指标。从图 4-5(a)、(b)可以看出，各组大鼠血清和肝组织中 NO

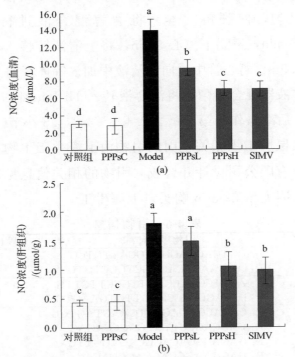

图 4-5　PPPs 对高糖高脂喂养的大鼠血清（a）
及肝脏（b）中 NO 含量的影响

[a、b、c、d 表示多重比较各组之间的差异显著性（$P < 0.05$）]

的变化趋势基本一致。高糖高脂喂养使大鼠血清和肝组织中的 NO 浓度明显升高，Model 组 NO 的浓度极显著高于对照组（$P < 0.001$），PPPs 灌胃处理可以使血清和肝组织中的 NO 浓度下降，除在肝组织中 PPPsL 组的下降差异未达到显著性外（$P > 0.05$），其余均达到了显著性差异（$P < 0.05$），说明 PPPs 可以剂量依赖性地抑制 SD 大鼠血清及肝组织中 NO 的分泌；且 PPPsH 组的作用效果与 SIMV 组的效果相似。

图 4-6（a）、（b）反映了各组大鼠血清和肝组织中 PGE_2 含量的变化，各组处理对 PGE_2 含量的影响趋势较一致，但作用效果不同。PGE_2 的含量在血清中变化更为显著［图 4-6（a）］，高糖高脂喂养的 Model 组的 PGE_2 含量较对照组升高 551.46 %（$P < 0.001$），而 PPPs 和 SIMV 灌胃均可极显著性地降低 PGE_2 的含量（$P < 0.001$），PPPsL 组、PPPsH 组和 SIMV 组的 PGE_2 含量依次下降 51.36 %、63.38 % 和 62.41 %。而 PGE_2 在肝组织中的含量变化幅度较小，Model 组的 PGE_2 含量同样极显著高于对照组（$P < 0.001$），其含量上升了 98.50%，PPPs 和 SIMV 灌胃均可使 PGE_2 的含量有所下降，但 PPPsL 组含量仅下降了 3.67%，差异不显著（$P > 0.05$）；PPPsH 组和 SIMV 组的 PGE_2 含量分别下降了 7.48% 和 17.90%，差异极显著（$P < 0.01$）。综合图 4-6（a）和（b）可以看出，PGE_2 在血清中的变化更为敏感。

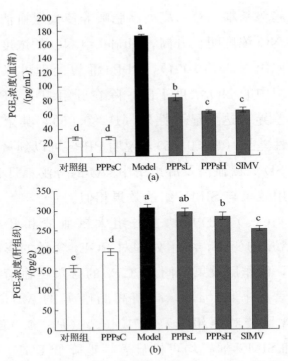

图 4-6　PPPs 对高糖高脂喂养的大鼠血清（a）

及肝脏（b）中 PGE$_2$ 含量的影响

[a、b、c、d、e 表示多重比较各组之间的差异显著性（$P < 0.05$）]

4.4.3　PPPs 对 MS 大鼠促炎细胞因子的调节作用

除了炎性介质以外，促炎细胞因子也是反映炎症的一个重要指标，典型的促炎细胞因子有 IL-1β、IL-6 和 TNF-α 等。图 4-7(a) 和 (b) 分别测定了各组大鼠血清和肝脏中三种典型的促炎细胞因子 IL-1β、IL-6 和

TNF-α 的含量。总的来说，三种促炎细胞因子在血清和肝组织中的变化趋势一致，高糖高脂喂养使促炎细胞因子在血清和肝组织中的分泌增加，而 PPPs 和 SIMV 灌胃可以有效地抑制高糖高脂导致的促炎细胞因子分泌的增加，且抑制效果与 PPPs 的浓度呈剂量依赖关系。

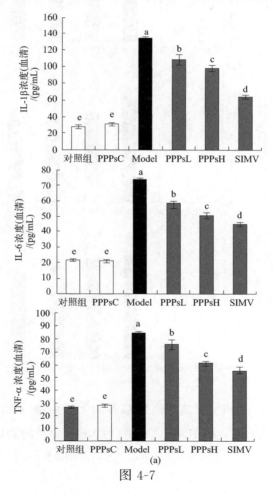

图 4-7

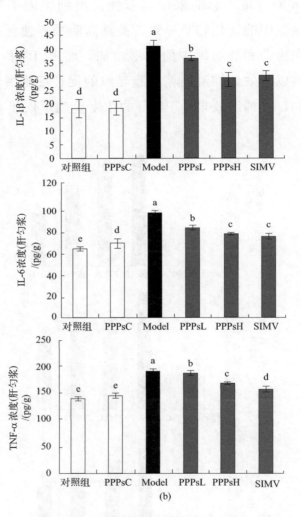

(b)

图 4-7　PPPs 对高糖高脂喂养的大鼠血清（A）及
肝脏（B）中 IL-1β、IL-6、TNF-α 含量的影响

（a、b、c、d、e 表示多重比较各组之间的差异显著性，$P < 0.05$）

在图 4-7(A) 中可以看出，在大鼠血清中，高糖高脂诱导及 PPPs 和 SIMV 对 3 种促炎细胞因子的影响趋势相同，高糖高脂诱导的 Model 组促炎细胞因子的分泌量较对照组极显著性地升高（$P < 0.001$），IL-1β、IL-6 和 TNF-α 的分泌量依次增加了 377％、245.9％ 和 220.2％；而 PPPsL 组、PPPsH 组和 SIMV 组均可显著性地抑制高糖高脂引起的促炎细胞因子分泌的增加（$P < 0.001$），并且抑制效果 SIMV＞PPPsH＞PPPsL，差异均显著（$P < 0.05$）；PPPsH 灌胃使 IL-1β、IL-6 和 TNF-α 的分泌量分别下降 25.5％、33.6％ 和 28.2％。

图 4-7(B) 中各组处理对大鼠肝组织中促炎细胞因子分泌影响的结果与图 4-6(A) 相似。Model 组促炎细胞因子的分泌量较对照组极显著性地升高（$P < 0.001$），IL-1β、IL-6 和 TNF-α 的分泌量依次增加 124.8％、51.3％ 和 38％；而 PPPsL 组、PPPsH 组和 SIMV 组均可显著性地抑制高糖高脂引起的促炎细胞因子分泌的增加（$P < 0.05$），其中 PPPsH 组和 SIMV 组的抑制效果要好于 PPPsL 组；PPPsH 灌胃处理使 IL-1β、IL-6 和 TNF-α 的分泌量较 Model 组分别下降了 29.8％、20.2％和 11.8％。

综合以上结果来看，高糖高脂诱导以及受试物灌胃处理对促炎细胞因子的影响，在血清中的变化更为敏感。

4.4.4 PPPs 对 MS 大鼠肝脏中炎性介质和促炎细胞因子的基因表达的调节作用

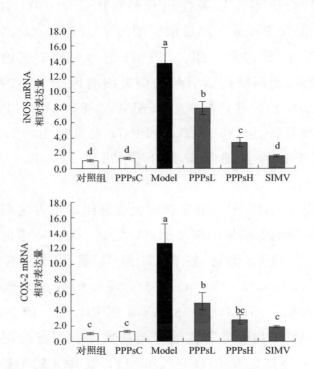

图 4-8　PPPs 对高糖高脂喂养的大鼠肝脏中 iNOS 和
COX-2 mRNA 表达量的影响

[a、b、c、d 表示多重比较各组之间的差异显著性（$P<0.05$）]

iNOS 和 COX-2 分别是 NO 和 PGE$_2$ 上游的调节酶，调控着 NO 和 PGE$_2$ 的分泌。从图 4-8 可以看出，Model 组的 iNOS 和 COX-2 的 mRNA 表达量较对照组

显著增高（$P<0.001$），分别增长了 13.76 倍和 12.70 倍，PPPsL 组、PPPsH 组和 SIMV 组均显著性地抑制高糖高脂引起的 iNOS 和 COX-2 的 mRNA 表达量的升高；这一结果与 4.3.7.1 小节中 NO 和 PGE_2 的结果一致，说明 PPPs 可以通过调控 iNOS 和 COX-2 的 mRNA 转录来调控这两种酶的表达，并进一步调控其下游产物 NO 和 PGE_2 的分泌。

图 4-9 描述了各组处理对炎症细胞因子 IL-1β、IL-6 和 TNF-α mRNA 表达量的影响。由图 4-9 可以看出，高糖高脂诱导及 PPPs 和 SIMV 灌胃对 IL-1β、IL-6 和 TNF-α mRNA 表达的影响趋势与对这 3 种促炎细胞因子分泌量的影响趋势相同（图 4-7）。高糖高脂喂养的 Model 组大鼠 IL-1β、IL-6 和 TNF-α 的 mRNA 表达量分别较对照组增长了 4.79 倍、5.19 倍和 4.23 倍，差异极显著（$P<0.001$）；而 PPPsL 组、PPPsH 组和 SIMV 组 IL-6 和 TNF-α 的 mRNA 表达量分别呈梯度下降，对 IL-6 和 TNF-α 的 mRNA 表达量的抑制效果 SIMV＞PPPsH＞PPPsL，各组间差异均达到显著性（$P<0.05$）；而 PPPs 的两个浓度之间对 IL-1β 的 mRNA 表达量影响较小，差异不显著（$P>0.05$）。PPPsH 组分别使 IL-1β、IL-6 和 TNF-α 的 mRNA 表达量较 Model 组下调了 22％、27.9％和 46.3％，说明 TNF-α 的 mRNA 表达对于 PPPs 的调控最为敏感。

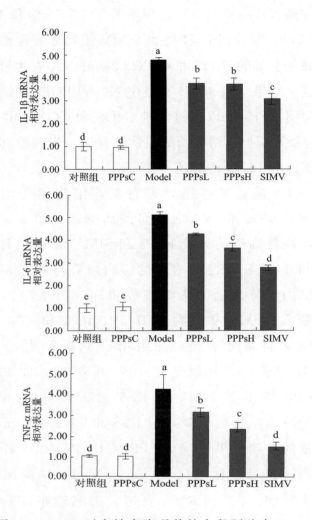

图 4-9　PPPs 对高糖高脂喂养的大鼠肝脏中 IL-1β、

IL-6 和 TNF-α mRNA 表达量的影响

[a、b、c、d、e表示多重比较各组之间的差异显著性（$P<0.05$）]

4.5
PPPs 对 MS 大鼠炎症调节的分子通路

4.5.1　实验方法

4.5.1.1　组织总蛋白提取

（1）将 −80℃ 保存的肝组织块取出，用冷 PBS 洗涤 2～3 次，去除表面血污，剪成小碎块置于匀浆管中。在管中加入 1～2 个直径 2mm 的小磁珠，加入 10 倍组织体积的 RIPA 裂解液（使用前数分钟内加入蛋白酶抑制剂）置于均质匀浆机中，选择程序匀浆 30～60s，可视具体情况适当增减匀浆时间以彻底匀浆。

（2）将匀浆完成的样本管取出，冰浴 30min，每隔 5min 震荡一次确保组织完全裂解。

（3）12000r/min 离心 10min，收集上清，即为总蛋白溶液。

4.5.1.2　组织胞浆蛋白核蛋白的提取

将室温下解冻的试剂盒内试剂混匀，放置冰上备用。将肝组织尽量切成非常细小的碎片。按照 20∶1 的比例混合适当量的细胞浆蛋白抽提试剂 A 和 B（如 200μL 细胞浆蛋白抽提试剂 A 中加入 10μL 抽提试剂 B），并加入

PMSF 至其最终浓度为 1mmol/L，配制成组织匀浆液。按照每 60mg 组织加入 200μL 组织匀浆液的比例混合组织和组织匀浆液于匀浆管中，并在匀浆器内充分匀浆，匀浆需在冰浴上进行。充分匀浆后，冰浴放置 15min，然后 4℃ 12000～16000r/min 离心 5min。立即把上清液转移至一预冷的无酶离心管中，得到的即为抽提的部分细胞浆蛋白（吸上清时千万不要触及沉淀，以免带来细胞核蛋白的污染）。到了这一步仍有部分浆蛋白未抽提出来，剩余沉淀按照第 3 章 3.2.6.2 小节细胞沉淀的方法再次抽提浆蛋白。将两次提取到的合并，即为提取到的大鼠肝细胞的浆蛋白。继续按照 3.2.6.2 小节的操作提取肝细胞核蛋白。对提取到的肝组织细胞浆蛋白和核蛋白，可以立即使用，也可以－70℃冻存，并对提取到的核蛋白和浆蛋白溶液用 BCA 法测定其蛋白浓度。

4.5.1.3　Western blot 检测

提取蛋白后，Western blot 的后续操作：SDS-PAGE 凝胶电泳、转膜、免疫反应及显色拍照实验步骤同第 3 章 3.1.3～3.1.7 小节。

4.5.2　PPPs 对 MS 大鼠 NF-κB 通路的调节作用

在第 3 章 PPPs 对 LPS 诱导的 RAW264.7 巨噬细胞炎症反应调控的分子机制的研究中，研究结果表明在体外细胞试验中，PPPs可以通过抑制IκBα的磷酸化和泛素化降解来抑制NF-κB的核转移，从而抑制NF-κB通路的激活，进而抑制炎症反应，降低炎症相关因子的产生。在大鼠体内试验中，我们也对在炎症应答反应中发挥重要作用的NF-κB通路进行了研究，大鼠肝组织NF-κB相关蛋白的Western blot检测结果见图4-10(a)、(b)。从图4-10(a)可以看出，高糖高脂喂养的Model组的肝组织细胞核内p65的表达量较对照组明显增多，增长了68.2%，差异达到极显著（$P < 0.001$）；PPPs灌胃可显著性地抑制高糖高脂引起的p65的核转移（$P < 0.01$），且抑制效果呈剂量依赖效应；PPPsL组和PPPsH组p65核内的表达量较Model组分别下降16.8%和36.2%。SIMV组核内p65的表达量较Model组下调25.9%。

图4-10(b)显示的是各组处理对大鼠肝组织IκBα磷酸化和降解的影响。由图中结果可以看出，PPPs和SIMV对高糖高脂引起的IκBα磷酸化和降解均有抑制作用，且PPPs的抑制效果呈剂量依赖效应，PPPs和SIMV可显著性地降低高糖高脂引起的p-IκBα的表达升高，并且抑制IκBα的降解，使IκBα的含量有所上升。但从图中结果也可以看出，PPPsL组没有明显抑制IκBα降解的作用，IκBα的含量继续下降，而PPPsH组才使IκBα的表达量明显升高，说明PPPs对IκBα降解的抑制作用不敏感，需要较高的浓度才能发挥作用。

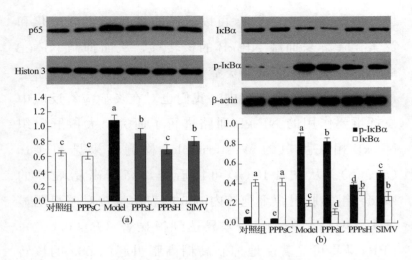

图 4-10　PPPs 对高糖高脂喂养的大鼠肝脏 NF-κB 通路
p65 激活（a）、IκBα 磷酸化和降解（b）的影响
[a、b、c、d、e 表示多重比较各组之间的差异显著性（$P < 0.05$）]

4.5.3　PPPs 对 MS 大鼠 MAPK 通路的调节作用

　　MAPK 是炎症应答中发挥重要作用的另一条通路，在第三章 PPPs 对炎症应答分子机制的体外细胞试验的研究中，我们同样发现，PPPs 可以通过抑制 MAPK 信号通路来抑制炎症细胞因子的表达，从而起到抗炎的作用。因此在大鼠体内试验中，我们也对 MAPK 通路进行了研究，Western blot 对 MAPK 通路相关蛋白表达的检测结果见图 4-11。从图 4-11 中可以看出，高糖高脂喂养可以激活 MAPK 通路，明显促进 p38、ERK

和 JNK 的磷酸化，Model 组 p-p38、p-ERK 和 p-JNK
的表达量较对照组依次增长了 2.16 倍、16.28 倍和
0.68 倍，差异极显著（$P < 0.001$）；而 PPPs 灌胃处理
可以显著性地逆转这一促进作用，且抑制效果呈剂量依
赖效应。PPPsL 组对 p-p38、p-ERK 和 p-JNK 的表达
量分别下调了 11.2%、2.7% 和 9.9%；PPPsH 则分别
下调了 44.5%、44.9% 和 27.2%。从这些数据可以看
出，3 条通路在调控中变化最为敏感的是 ERK 通路，
Model 组上调最多，PPPsH 下调也最多；其次是 p38
通路，PPPsH 组的下调效果与 ERK 相似，而对 PPP-
sH 组下调作用影响最小的是 JNK 通路。

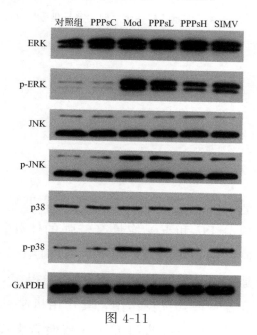

图 4-11

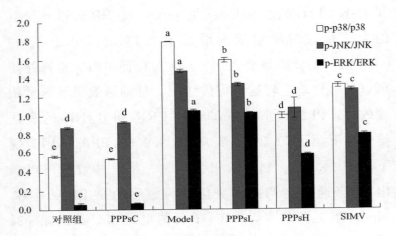

图 4-11　PPPs 对高糖高脂喂养的大鼠肝脏

MAPK 通路表达的影响

[a、b、c、d、e 表示多重比较各组之间的差异显著性（$P < 0.05$）]

4.6
讨论

　　第 2 章和第 3 章的细胞模型研究结果显示，PPPs 及其主要成分 PC 和 EA 均具有较强的体外抗炎作用，其抗炎机制是通过调控 TLR4-NF-κB-MAPK 通路来实现的。但是体内环境比体外环境要复杂得多，PPPs 在体内环境能否发挥其抗炎作用，其作用机制是否与体外条件下一致仍需要进一步研究。从高糖高脂喂养 SD 大鼠来诱导的代谢综合征模型来看，经过连续 12 周的高糖高脂喂养，Model 组的 SD 大鼠与对照组相比，其体重明显增加，且与饲料摄入量不相关；血脂明显升高；空腹血糖、转氨酶也明显升高。进一步通过对肝脏外观和病理切片的观察发现，Model 组肝脏体积明显变大，颜色发黄变浅，边缘钝化；HE 染色结果发现肝组织发生炎性细胞浸润，肝窦出现淤血扩张，胞浆出现脂性空泡；代谢综合征的主要特征相应出现，说明通过高糖高脂诱导成功建立了代谢综合征模型。此外，3 个月高糖高脂喂养后，Model 组血液中 FFA 含量较对照组明显升高，肝组织中的 TC、TG 含量显著增高，肝重指数也明显增加，且肝脏肥大，切面油腻。在上述这些损伤的第一次"打击"下，肝脏脂质过度积累，释放过多的 FFA 通过 β 氧化，产生了大量的氧自由基，在线粒体内产生一系列氧化应激反应，导致线粒体受损，促炎细胞因子大量释放以及抗氧化酶的持续消耗，进而对肝脏造成第二次"打击"，从而引起肝脏细胞的凋亡和坏死，最终导致肝纤维化和肝硬化的发生和进一步发展[159,160]。本研究建立的 MS 试验动物模型相关指标变化完全印证了这一点。

MS 的发病作用机理从本质上认为是代谢性慢性炎症作用的结果。本章的研究结果显示，高糖高脂喂养后，Model 组的 CRP 和 MPO 都较对照组明显升高；进一步对大鼠血液和肝组织中的炎性介质和炎症细胞因子检测发现，Model 组的 NO、PGE_2、TNF-α、IL-1β 和 IL-6 含量均明显升高，炎性介质 iNOS 和 COX-2 和这些促炎细胞因子的 mRNA 表达量也显著性升高，说明机体出现了明显的代谢性炎症反应。而经过 PPPs 和 SIMV 灌胃处理的大鼠，其代谢综合征的各项症状均得到不同程度的缓解和改善，炎症反应也得到了有效的抑制。PPPs 组和 SIMV 组的大鼠与 Model 组大鼠相比，其体重和肝重指数明显减轻；空腹血糖、血脂、肝脂都出现明显下降；转氨酶、FFA 也明显降低；肝组织 HE 染色结果发现，细胞内脂质空泡明显减少，炎性细胞浸润情况也明显改善；对炎症指标检测的结果显示，CRP 和 MPO 的分泌量较 Model 组也明显降低，促炎细胞因子的分泌量在血液和肝组织中都明显下降，炎性介质和促炎细胞因子的 mRNA 表达量也明显下降，说明 PPPs 和 SIMV 可以从转录水平调节炎症细胞因子的产生。魏媛媛[7] 用石榴花多酚对糖尿病大鼠血糖和血脂的影响进行了研究。结果显示，石榴花多酚提取物能够降低大鼠血清中的空腹血糖、血脂、FFA 和 IL-6 的含量；本实验室刘润[5]、程玉江[29]、赵胜娟[161] 的研究证实，石榴鞣花酸对高脂血症金黄地鼠具有显著的降血脂作用，石榴汁能够降低动脉粥样硬化 SD 大鼠血脂和血清 CRP 水平；连军[76] 研究发现石榴皮提取物可以降低糖尿病大鼠的空腹血糖、血脂水平，并且能够降低血清中 TNF-α 的含量；李云峰[162] 研究显示，石榴皮提取物和石榴果汁均可降低高脂血症小鼠血脂和肝脂水平，改善抗氧化功能；Al-Shaaibi 等[163] 的研究结果显示，石榴皮提取物能改善 NAFLD 大鼠的肝脏形态，减轻体重，改善转氨酶活性，抑制脂肪生成；Shaban 等[164] 的结果表明石榴皮和籽油提取物对大鼠肝损伤有保护作用。以上研究结果均与我们的试验结果一致，但石榴皮提取物的体内试验，往往都只涉及机体整体的抗氧化、降血脂、血糖，及抗炎作用，对这些作用发生的机制尤其是炎症反应的分子机制研究较少。本文通过体内外比较系统的试验研究设计，以及分子水平上较深入的探索证实，石榴多酚对高糖高脂诱导的 SD 大鼠的代谢综合征确实具有明显的预防和改善作用，其发挥抗炎作用的分子机制是抑制了炎症诱因对 TLR4-MAPK-NF-κB 通路的激活，石榴多酚发挥抗炎作用的主要成分为安石榴苷和石榴鞣花酸，安石榴苷对预防和改善代谢综合征的贡献最大。

4.7
本章小结

（1）PPPs[150mg/（kg・bw・d）和 300mg/（kg・bw・d）]灌胃处理能够显著降低 MS 大鼠体重和肝重指

数，降低血液 TC、TG、LDL-C 和肝脏 TC、TG，并可显著降低空腹血糖水平，说明 PPPs 具有明显的预防 MS 的作用。

（2）PPPs 能够降低血清中转氨酶 AST 和 ALT 活力，同时可降低 FFA、CRP 和 MPO 水平，减少肝脏炎性细胞浸润，说明 PPPs 有一定的护肝作用。

（3）PPPs 能够降低 MS 大鼠血清和肝组织中促炎细胞因子的分泌，抑制炎性介质及促炎细胞因子的 mRNA 表达，其发挥抗炎作用的分子机制是通过抑制 MAPK-NF-κB 通路的激活实现的。

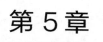

第 5 章

结　论

5.1
本研究结论

（1）PPPs（1～100μg/mL）及其主要成分 PC 和 EA（1～50μmol/L），能够显著性地抑制 LPS 诱导的 RAW 264.7 小鼠巨噬细胞中 ROS 的升高，抑制促炎细胞因子 TNF-α、IL-1β 和 IL-6 的分泌和基因表达；并且能够通过下调 iNOS 和 COX-2 的基因表达，来抑制其下游产物 NO 和 PGE$_2$ 的合成，具有明显的体外抗炎作用。

（2）PPPs（100μg/mL）、PC 和 EA（50μmol/L）能够抑制 LPS 诱导的 RAW 264.7 小鼠巨噬细胞中 TLR4 的基因和蛋白表达，说明细胞膜表面受体 TLR4 可能是石榴多酚发挥抗炎作用的其中一个重要靶点。PPPs、PC 和 EA 可以抑制 NF-κB 通路的激活，包括抑制 IκBα 磷酸化来抑制 p65 的核转移，这些也可能是石榴多酚抗炎的作用靶点；并且能够通过抑制 IκBα 的泛素化降解途径抑制炎症细胞因子的分泌，说明蛋白酶体泛素化降解可能是石榴多酚抗炎作用的又一靶点。PPPs、PC 和 EA 的抗炎作用也可以通过抑制 MAPK 通路来实现，其主要作用靶点可能是 p38、ERK 和 JNK，尤其是 ERK。

（3）对受试物之间的作用效果相比较，在同等剂量浓度下，PC 的抗炎效果及对分子通路的抑制作用均要明显强于 EA，因此，在 PPPs 中发挥主要抗炎作用的是 PC。

（4）PPPs[150mg/（kg·bw·d）和 300mg/（kg·bw·d）]灌胃处理具有明显的降低 MS 大鼠体重、血脂、肝脂及空腹血糖水平的作用；并且能够降低血清中转氨酶、FFA、CRP 和 MPO 的水平，减少炎性细胞的浸润，对肝脏有一定的保护作用；PPPs 能够降低 MS 大鼠血清和肝组织中促炎细胞因子的分泌，抑制炎性介质及促炎细胞因子的 mRNA 表达，具有明显的抗炎作用，其发挥抗炎作用的分子机制是通过抑制 MAPK 和 NF-κB 通路的激活来实现的。

（5）本文通过体内外比较系统的试验研究设计，以及分子水平上较深入的探索证实，石榴多酚对高糖高脂诱导的 SD 大鼠的代谢综合征模型具有明显的预防和改善作用，其发挥抗炎作用的分子机制是通过抑制炎症诱因对 TLR4-MAPK-NF-κB 信号通路中多靶点的激活，石榴多酚发挥抗炎作用的主要成分为安石榴苷和石榴鞣花酸，安石榴苷对预防和改善代谢综合征的贡献最大。

5.2
本研究的主要创新点

（1）本研究首次将 PPPs 及其最主要的两种成分 PC、EA 的抗炎效果及作用机制同时进行横向比较，清晰地得出 PC 是 PPPs 发挥抗炎作用的主要活性成分的结论。

（2）对 PPPs 对于 NF-κB 通路的影响，包括阻断 IκB 的磷酸化、抑制 IκB 的泛素化和蛋白酶体降解均进行了详细全面的研究。

（3）在对大鼠代谢综合征调控作用的试验中，从分子水平揭示了 PPPs 预防大鼠代谢综合征这一慢性炎症过程的作用机制。本文同时从体内和体外试验研究了 PPPs 的抗炎作用及其分子机制，互相印证。

5.3
本研究的不足及展望

（1）没食子酸也是石榴多酚中的一种重要成分，许多研究表明没食子酸也具有明显的抗氧化及抗炎作用，但由于本试验提取的石榴皮多酚中没食子酸的含量低于 PC 和 EA，且受试验工作量的限制，本试验中未对没食子酸的作用一并作横向比较。

（2）许多观点认为，PC 由于其高分子量且易水解，不能直接被机体吸收，而是被水解为 EA 甚至 EA 继续分解为尿石素，才能被机体吸收利用，因此 PC 是不能直接发挥作用的。但是我们查阅资料也发现有研究证实 PC 是可以直接被吸收进入血液循环的，下一步拟进行 PC 的药代动力学研究，以进一步证实 PPPs 在机体中发挥作用的有效成分。

参考文献

［1］ Celik I，Temur A，Isik I. Hepatoprotective role and antioxidant capacity of pome-granate（Punica granatum）flowers infusion against trichloroacetic acid-exposed in rats［J］. Food and Chemical Toxicology，2009，47（1）：145-149.

［2］ 唐丽丽，张鹏. 石榴皮多酚类物质研究进展［J］. 农产品加工（学刊），2014（23）：58-59，63.

［3］ 汪小飞，周耘峰，黄埔，等. 石榴品种数量分类研究［J］. 中国农业科学，2010，43（5）：1093-1098.

［4］ 李梦颖，李建科，于振，等. 石榴多酚的提取、检测和成分分析研究进展［J］. 食品工业科技，2013，34（17）：384-388.

［5］ 刘润. 石榴鞣花酸对金黄地鼠体内胆固醇、脂质代谢的影响及其分子机制研究［D］. 陕西师范大学，2015.

［6］ 胡淳淳. 石榴不同品种、器官多酚、黄酮、矿质元素含量比较及抗氧化性评价［D］. 河北农业大学，2010.

［7］ 魏媛媛. 石榴花多酚对糖尿病大鼠血糖血脂的影响及其作用机制的研究［D］. 新疆医科大学，2011.

［8］ 袁丽，高瑞昌，田永全. 石榴营养保健功能及开发利用［J］. 农业工程技术·农产品加工，2007，（10）：38-40.

［9］ Zahin M，Aqil F，Ahmad I. Broad spectrum antimutagenic activity of antioxidant active fraction of Punica granatum L. peel extracts［J］. Mutation Research-Genetic Toxicology and Environmental Mutagenesis，2010，703（2）：99-107.

［10］ Afaq F，Saleem M，Krueger C，et al. Anthocyanin-and hydrolyzable tannin-rich pomegranate fruit extract modulates MAPK and NF-κB pathways and in-hibits skin tumorigenesis in CD-1 mice［J］. International Journal of Cancer，2005，113（3）：423-433.

［11］ Estrada-Luna D，Martínez-Hinojosa E，Cancino-Diaz J C，et al. Daily sup-plementation with fresh pomegranate juice increases paraoxonase 1 expression and activity in mice fed a high-fat diet［J］. European Journal of Nutrition，2017，57（1）：383-389.

［12］ Amri Z，Zaouay F，Lazreg-Aref H，et al. Phytochemical content，Fatty acids composition and antioxidant potential of different pomegranate parts：Comparison between edible and non edible varieties grown in Tunisia [J]. International Journal of Biological Macromolecules, 2017, 104 (Part A): 274-280.

[13] 韩玲玲. 石榴多酚的研究进展 [C]. 中国观赏园艺研究进展, 2012: 503-508.

[14] Li J K, He X Y, Li M Y, et al. Chemical fingerprint and quantitative analysis for quality control of polyphenols extracted from pomegranate peel by HPLC [J]. Food Chemistry, 2015, 176: 7-11.

[15] Lipinska L, Klewicka E, Sojka M. The structure, occurrence and biological activity of ellagitannins: a general review [J]. Acta Scientiarum Polonorum. Technologia Alimentaria, 2014, 13 (3): 289-299.

[16] 李建科, 李国秀, 赵艳红, 等. 石榴皮多酚组成分析及其抗氧化活性 [J]. 中国农业科学, 2009, 42 (11): 4035-4041.

[17] 刘丽, 常文, 邱慧敏, 等. 石榴皮总多酚有效部位的化学成分分析 [J]. 中国实验方剂学杂志, 2016, 22 (6): 71-74.

[18] Seeram N, Lee R, Hardy M, et al. Rapid large scale purification of ellagitannins from pomegranate husk, a by-product of the commercial juice industry [J]. Separation and Purification Technology, 2005, 41 (1): 49-55.

[19] Shao J, Wang P, Liu A, et al. Punicalagin prevents hypoxic pulmonary hypertension via anti-oxidant effects in rats [J]. The American Journal of Chinese Medicine, 2016, 44 (4): 785-801.

[20] Gil M I, Tomás-Barberán F A, Hess-Pierce B, et al. Antioxidant activity of pomegranate juice and its relationship with phenolic composition and processing [J]. Journal of Agricultural and Food Chemistry, 2000, 48 (10): 4581-4589.

[21] Kulkarni A, Aradhya S, Divakar S. Isolation and identification of a radical scavenging antioxidant-punicalagin from pith and carpellary membrane of pomegranate fruit [J]. Food Chemistry, 2004, 87 (4): 551-557.

[22] Yan C, Sun W, Wang X, et al. Punicalagin attenuates palmitate-induced lipotoxicity in HepG2 cells by activating the Keap1-Nrf2 antioxidant defense system [J]. Molecular Nutrition & Food Research, 2016, 60 (5): 1139-1149.

[23] Xu X L, Yin P, Wan C R, et al. Punicalagin inhibits inflammation in LPS-Induced RAW264.7 macrophages via the suppression of TLR4-mediated MAPKs and NF-κB activation [J]. Inflammation, 2014, 37: 956-965.

[24] Aqil F, Munagala R, Vadhanam M V, et al. Anti-proliferative activity and pro-

tection against oxidative DNA damage by punicalagin isolated from pomegranate husk [J]. Food Research International, 2012, 49: 345-353.

[25] Madrigal-Carballo S, Rodriguez G, Krueger C G, et al. Pomegranate (Punica granatum) supplements: Authenticity, antioxidant and polyphenol composition [J]. Journal of Functional Foods, 2009, 1: 324-329.

[26] Kang I, Buckner T, Shay N F, et al. Improvements in metabolic health with consumption of ellagic acid and subsequent conversion into urolithins: evidence and mechanisms [J]. Advances in Nutrition, 2016, 7 (5): 961-972.

[27] Garcia-Villalba R, Beltrán D, Espín J C, et al. Time course production of urolithins from ellagic acid by human gut microbiota [J]. Journal of Agricultural and Food Chemistry, 2013, 61 (37): 8797-8806.

[28] Lv O, Wang L, Li J, et al. Effects of pomegranate peel polyphenols on lipid accumulation and cholesterol metabolic transformation in L-02 human hepatic cells via the PPARγ-ABCA1/CYP7A1 pathway [J]. Food & Function, 2016, 7 (12): 4976-4983.

[29] 程玉江. 石榴鞣花酸对实验性高脂血症金黄地鼠胆固醇合成及清除能力影响及其分子机制研究 [D]. 陕西师范大学, 2015.

[30] 周本宏, 王慧媛, 郭志磊, 等. 石榴皮鞣质对羟自由基和超氧阴离子自由基的清除作用 [J]. 中国医院药学杂志, 2008, (17): 42-45.

[31] 郑英俊, 梁武, 彭荣章. 鞣花酸抗肿瘤作用的分子机制 [J]. 国际肿瘤学杂志, 2007, 34 (1): 11-14.

[32] Sepand M R, Ghahremani M H, Razavi-Azarkhiavi K, et al. Ellagic acid confers protection against gentamicin-induced oxidative damage, mitochondrial dysfunction and apoptosis-related nephrotoxicity [J]. Journal of Pharmacy and Pharmacology, 2016, 68 (9): 1222-1232.

[33] Firdaus F, Zafeer M F, Waseem M, et al. Ellagic acid mitigates arsenic-trioxide- induced mitochondrial dysfunction and cytotoxicity in SH-SY5Y cells [J]. Journal of Biochemical and Molecular Toxicology, 2018, 32 (2): e22024.

[34] Viuda-Martos M, Perez-Alvarez J A, Sendra E, et al. In vitro antioxidant properties of pomegranate (Punica granatum) peel powder extract obtained as coproduct in the juice extraction process [J]. Journal of Food Processing and Preservation, 2012, 37 (5): 772-776.

[35] 唐丽丽. 石榴皮多酚类物质的提取、纯化及抗氧化性研究 [D]. 西北农林

科技大学，2010.

［36］ 唐远谋，周金洋.石榴皮多酚体外抗氧化作用研究［J］.食品工业，2016，37（1）：164-167.

［37］ Rosenblat M，Volkova N，Coleman R，et al. Pomegranate byproduct administration to apolipoprotein E-deficient mice attenuates atherosclerosis development as a result of decreased macrophage oxidative stress and reduced cellular uptake of oxidized low-density lipoprotein［J］.Journal of Agricultural and Food Chemistry，2006，54（5）：1928-1935.

［38］ Chidambara Murthy K N，Jayaprakasha G K，Singh R P. Studies on antioxidant activity of pomegranate（Punica granatum）peel extract using in vivo models［J］.Journal of Agricultural and Food Chemistry，2002，50（17）：4791-4795.

［39］ 梁俊，李建科，赵伟，等.石榴皮多酚体外抗脂质过氧化作用研究［J］.食品与生物技术学报，2012，31（2）：159-165.

［40］ Sun W，Yan C，Frost B，et al. Pomegranate extract decreases oxidative stress and alleviates mitochondrial impairment by activating AMPK-Nrf2 in hypothalamic paraventricular nucleus of spontaneously hypertensive rats［J］.Scientific Reports，2016，6（1）：srep34246

［41］ Ekhlasi G，Shidfar F，Agah S，et al. Effects of pomegranate and orange juice on antioxidant status in non-alcoholic fatty liver disease patients：a randomized clinical trial［J］.International Journal for Vitamin and Nutrition Research，2016：1-7.

［42］ 赵艳红，李建科，李国荣.石榴皮多酚纯化及其抗氧化活性表征［J］.食品科学，2010，31（11）：31-37.

［43］ Gonzalez-Trujano M E，Pellicer F，Mena P，et al. Antinociceptive and anti-inflammatory activities of a pomegranate（Punica granatum L.）extract rich in ellagitannins［J］.International Journal of Food Sciences and Nutrition，2015，66（4）：395-399.

［44］ Lee C J，Chen L G，Liang W L，et al. Anti-inflammatory effects of Punica granatum Linne in vitro and in vivo［J］.Food Chemistry，2010，118：315-322.

［45］ Dell' Agli M，Galli G V，Bulgari M，et al. Ellagitannins of the fruit rind of pomegranate（Punica granatum）antagonize in vitro the host inflammatory response mechanisms involved in the onset of malaria［J］.Malaria Journal，2010，9（1）：208.

[46] Ahmed S, Wang N, Hafeez B B, et al. Punica granatum L. extracts inhibits IL-1Beta-induced expression of matrix metalloproteinases by inhibiting the activation of MAP kinases and NF-κB in human chondrocytes in vitro [J]. Journal of Nutrition, 2005, 135 (9): 2096-2102.

[47] González-Trujano M E, Pellicer F, Mena P, et al. Antinociceptive and anti-inflammatory activities of a pomegranate (Punica granatum L.) extract rich in ellagitannins [J]. International Journal of Food Sciences and Nutrition, 2015, 66 (4): 395-399.

[48] Harzallah A, Hammami M, Kępczyńska M A, et al. Comparison of potential preventive effects of pomegranate flower, peel and seed oil on insulin resistance and inflammation in high-fat and high-sucrose diet-induced obesity mice model [J]. Archives of Physiology and Biochemistry, 2016, 122 (2): 75-87.

[49] Bachoual R, Talmoudi W, Boussetta T, et al. An aqueous pomegranate peel extract inhibits neutrophil myeloperoxidase in vitro and attenuates lung inflammation in mice [J]. Food and Chemical Toxicology, 2011, 49 (6): 1224-1228.

[50] Houston D M J, Bugert J, Denyer S P, et al. Anti-inflammatory activity of Punica granatum L. (Pomegranate) rind extracts applied topically to ex vivo skin [J]. European Journal of Pharmaceutics and Biopharmaceutics, 2017, 112: 30-37.

[51] Choudhury S, Ghosh S, Mukherjee S, et al. Pomegranate protects against arsenic-induced p53-dependent ROS-mediated inflammation and apoptosis in liver cells [J]. Journal of Nutritional Biochemistry, 2016, 38: 25-40.

[52] Pagliarulo C, De Vito V, Picariello G, et al. Inhibitory effect of pomegranate (Punica granatum L.) polyphenol extracts on the bacterial growth and survival of clinical isolates of pathogenic Staphylococcus aureus and Escherichia coli [J]. Food Chemistry, 2016, 190: 824-831.

[53] Al-Zoreky N S. Antimicrobial activity of pomegranate (*Punica granatum* L.) fruit peels [J]. International Journal of Food Microbiology, 2009, 134 (3): 244-248.

[54] 董周永, 郭松年, 赵国建, 等. 石榴果皮提取物抑菌活性研究 [J]. 西北植物学报, 2008 (3): 582-587.

[55] 周本宏, 刘春, 陈雷, 等. 石榴皮中鞣质各组分对淋球菌敏感性的研究 [J].

中国药学杂志，2006（19）：1510.

[56] 乔树华，蒋红云，张燕宁，等. 石榴皮抑菌活性物质的初步研究［J］. 农药，2009，48（4）：299-300.

[57] 邵伟，熊泽，乐超银，等. 石榴皮提取物在酱油贮藏中的应用［J］. 中国酿造，2006（02）：21-23.

[58] Rezaei P F，Fouladdel S，Hassani S，et al. Induction of apoptosis and cell cycle arrest by pericarp polyphenol-rich extract of Baneh in human colon carcinoma HT29 cells［J］. Food and Chemical Toxicology，2012，50（3-4）：1054-1059.

[59] Orgil O，Spector L，Holland D，et al. The anti-proliferative and anti-androgenic activity of different pomegranate accessions［J］. Journal of Functional Foods，2016，26：517-528.

[60] Lansky E P，Jiang W，Mo H，et al. Possible synergistic prostate cancer suppression by anatomically discrete pomegranate fractions［J］. Investigational New Drugs，2005，23（1）：11-20.

[61] Albrecht M，Jiang W，Kumi-Diaka J，et al. Pomegranate extracts potently suppress proliferation，xenograft growth，and invasion of human prostate cancer cells［J］. Journal of Medicinal Food，2004，7（3）：274-283.

[62] Shukla S，Gupta S. Molecular mechanisms for apigenin-induced cell-cycle arrest and apoptosis of hormone refractory human prostate carcinoma DU145 cells［J］. Molecular Carcinogenesis，2004，39（2）：114-126.

[63] Settheetham W，Ishida T. Study of genotoxic effects of antidiarrheal medicinal herbs on human cells in vitro［J］. The Southeast Asian Journal of Tropical Medicine and Public Health，1995，26（Suppl 1）：306-310.

[64] Song B，Li J，Li，J. Pomegranate peel extract polyphenols induced apoptosis in human hepatoma cells by mitochondrial pathway［J］. Food and Chemical Toxicology，2016，93，158-166.

[65] Sartippour M，Seeram N，Rao J，et al. Ellagitannin-rich pomegranate extract inhibits angiogenesis in prostate cancer in vitro and in vivo［J］. International Journal of Oncology，2008，32（2）：475-480.

[66] Li Y，Yang F，Zheng W，et al. Punica granatum（pomegranate）leaves extract induces apoptosis through mitochondrial intrinsic pathway and inhibits migration and invasion in non-small cell lung cancer in vitro［J］. Biomedicine & Pharmacotherapy，2016，80：227-235.

[67] Ismail T，Sestili P，Akhtar S. Pomegranate peel andfruit extracts：a review of potential anti-inflammatory and anti-infective effects ［J］. Journal of Eth-nopharmacology，2012，143（2）：397-405.

[68] Shishehbor F，Mohammad shahi M，Zarei M，et al. Effects of concentrated pomegranate juice on subclinical inflammation and cardiometabolic risk factors for type 2 diabetes：a quasi-experimental study ［J］. International Journal of Endocrinology and Metabolism，2016，14（1）：e33835.

[69] Hosseini B，Saedisomeolia A，Wood L G，et al. Effects of pomegranate ex-tract supplementation on inflammation in overweight and obese individuals：a randomized controlled clinical trial ［J］. Complementary Therapies in Clinical Practice，2016，22：44-50.

[70] Moazzen H，Alizadeh M. Effects of pomegranate juice on cardiovascular risk factors in patients with metabolic syndrome：a double-blinded，randomized crossover controlled trial ［J］. Plant Foods for Human Nutrition，2017，72（2）：126-133.

[71] Hou C，Zhang W，Li J，et al. Beneficial effects of pomegranate on lipid me-tabolism in metabolic disorders ［J］. Molecular Nutrition & Food Research，2019：1800773.

[72] Parmar H S，Kar A. Medicinal values of fruit peels from Citrus sinensis, Pu-nica granatum, and Musa paradisiaca with respect to alterations in tissue lipid peroxidation and serum concentration of glucose，insulin，and thyroid hor-mones ［J］. Journal of Medicinal Food，2008，11（2）：376-381.

[73] 程霜，郭长江，杨继军，等. 石榴皮多酚提取物降血脂效果的实验研究 ［J］. 解放军预防医学杂志，2005（03）：160-163.

[74] 李云峰. 石榴皮抗氧化物质提取及其抗氧化、抗动脉粥样硬化作用研究 ［D］. 中国人民解放军军事医学科学院，2004.

[75] Zhao S，Li J，Wang L，et al. Pomegranate peel polyphenols inhibit lipid accumu-lation and enhance cholesterol efflux in raw264. 7 macrophages ［J］. Food & Func-tion，2016，7（7）：3201-3210.

[76] 连军. 石榴皮醇提物对糖尿病模型大鼠的影响 ［D］. 新疆医科大学，2013.

[77] 周众，焦谊，连政，等. 石榴皮提取物对糖尿病大鼠血糖和血脂的影响 ［J］. 新疆医科大学学报，2012，35（5）：570-574.

[78] Wu D，Ma X，Tian W. Pomegranate husk extract，punicalagin and ellagic acid in-

hibit fatty acid synthase and adipogenesis of 3T3-L1 adipocyte [J] . Journal of Functional Foods，2013，5（2）：633-641.

[79] Al-Muammar M N, Khan F. Obesity: The preventive role of the pomegranate (Punica granatum) [J] . Nutrition, 2012, 28: 595-604.

[80] Haghighian M K, Rafraf M, Moghaddam A, et al. Pomegranate (Punica granatum L.) peel hydro alcoholic extract ameliorates cardiovascular risk factors in obese women with dyslipidemia: A double blind, randomized, placebo controlled pilot study [J] . European Journal of Integrative Medicine, 2016, 8 (5): 676-682.

[81] Hontecillas R. Activation of PPAR gamma and alpha by punicic acid ameliorates glucose tolerance and suppresses obesity-related inflammation [J] . Journal of the American College of Nutrition, 2009, 28 (2): 184-195.

[82] Stojanović I, Šavikin K, Đedović N, et al. Pomegranate peel extract ameliorates autoimmunity in animal models of multiple sclerosis and type1 diabetes [J] . Journal of Functional Foods, 2017, 35: 522-530.

[83] Hasona N A S A, Qumani M A, Alghassab T A, et al. Ameliorative properties of Iranian Trigonella foenum-graecum L. seeds and Punica granatum L. peel extracts in streptozotocin-induced experimental diabetic guinea pigs [J] . Asian Pacific Journal of Tropical Biomedicine, 2017, 7 (3): 234-239.

[84] Hosseini B, Saedisomeolia A, Wood L G, et al. Effects of pomegranate extract supplementation on inflammation in overweight and obese individuals: A randomized controlled clinical trial [J] . Complementary Therapies in Clinical Practice, 2016, 22: 44-50.

[85] 杨筱静, 赵波, 那可, 等 . 石榴皮中多酚类物质的研究进展 [J] . 中国医药工业杂志, 2013, 44（05）：509-514.

[86] Morzelle M C, Salgado J M, Telles M, et al. Neuroprotective effects of pomegranate peel extract after chronic infusion with amyloid-β peptide in mice [J] . PLOS ONE, 2016, 11 (11): e0166123.

[87] 唐鹏程, 焦士蓉, 唐远谋 . 石榴皮多酚提取工艺及活性研究进展 [J] . 西华大学学报（自然科学版）, 2011, 30（01）：98-102.

[88] 谢贞建, 范珏, 唐鹏程, 等 . 石榴皮提取物的酶抑制作用研究 [J] . 安徽农业科学, 2009, 37（07）：2829-2831, 2834.

[89] Mariathasan S, Monack D M. Inflammasome adaptors and sensors: Intracellular regulators of infection and inflammation [J] . Nature Reviews Immunol-

ogy，2007，7：31-40.

[90] 汤绍芳，李红涛，邱明才．代谢性炎症与代谢综合征 ［J］．医学与哲学
（临床决策论坛版），2009，30（12）：48-50.

[91] Hotamisligil G S. Inflammation and metabolic disorders ［J］．Nature，2006，444
(7121)：860- 867.

[92] Shao J，Li Y Q，Wang Z Y，et al. 7b，a novel naphthalimide derivative，ex-
hibited anti-inflammatory effects via targeted-inhibiting TAK1 following
down-regulation of ERK1/2-and p38 MAPK-mediated activation of NF-κB in
LPS-stimulated RAW264. 7 macrophages ［J］．International Immunopharma-
cology，2013，17（2）：216-228.

[93] Himaya S W A，Ryu B M，Qian Z J，et al. Paeonol from Hippocampus kuda
Bleeler suppressed the neuro-inflammatory responses in vitro via NF-κB and MAPK
signaling pathways ［J］．Toxicology in Vitro，2012，26（6）：878-887.

[94] Barbaresko J，Koch M，Schulze M B，et al. Dietary pattern analysis and biomark-
ers of low-grade inflammation：a systematic literature review ［J］．Nutrition Re-
views，2013，71（8）：511-527.

[95] 宋军娜，刘康，刘保林．氧化低密度脂蛋白损伤血管内皮功能的机制及相关
药物研究现状 ［J］．药学进展，2009，33（10）：433-438.

[96] 孙雨萌，左海奇，田野．巨噬细胞在血管炎症及动脉粥样硬化中的作用 ［J］．
中国循证心血管医学杂志，2017，9（12）：1541-1543.

[97] 徐志鹏，左国平，靳建亮．巨噬细胞异质性及其在炎症调控中的研究进展
［J］．细胞与分子免疫学杂志，2015，31（12）：1711-1714.

[98] Carralot J P，Kim T K，Lenseigne B，et al. Automated high-throughput siR-
NA transfection in RAW 264. 7 macrophages：A case study for optimization
procedure ［J］．Journal of Biomolecular Screening，2009，14：151-160.

[99] 成梦群，尹健彬，张旋．巨噬细胞自噬在炎症性疾病中的作用研究进展 ［J］．
中国医药导报，2019，16（21）：35-38.

[100] 许倩，李顺，陈善泽．巨噬细胞极化与炎症性疾病 ［J］．国外医药（抗生
素分册），2018，39（01）：80-85.

[101] 柳笑彦，刘力．代谢及炎症反应相关的巨噬细胞极化调控的研究进展 ［J］．
转化医学电子杂志，2018，5（10）：92-96.

[102] 庄丹丹，欧希龙．巨噬细胞在急性胰腺炎全身炎症反应中的作用 ［J］．东
南大学学报（医学版），2013，32（04）：501-505.

[103] 辛嘉萁，许小凡，张红. 巨噬细胞极化与胰腺炎症及纤维化的相关研究进展 [J]. 生命科学，2019，31 （02）：190-194.

[104] Chun J，Choi R J，Khan S，et al. Alantolactone suppresses inducible nitric oxide synthase and cyclooxygenase-2 expression by down-regulating NF-κB，MAPK and AP-1 via the MyD88 signaling pathway in LPS-activated RAW 264. 7 cells [J]. International Immumopharmacology，2012，14：375-383.

[105] Lee H S，Ryu D S，Lee G S，et al. Anti-inflammatory effects of dichloromethane fraction from Orostachys japonicas in RAW 264. 7 cells：Suppression of NF-κB activation and MAPK signaling [J]. Journal of Ethnopharmacology，2012，140：271-276.

[106] Lee. Quercetin exerts a neuroprotective effect through inhibition of the iNOS/NO system and pro-inflammation gene expression in PC12 cells and in zebrafish [J]. International Journal of Molecular Medicine，2011，27 （2）：195-203.

[107] Shukla M，Gupta K，Rasheed Z，et al. Consumption of hydrolyzable tannins-rich pomegranate extract suppresses inflammation and joint damage in rheumatoid arthritis [J]. Nutrition，2008，24：733-743.

[108] Hollebeeck S，Winand J，Herent M F，et al. Anti-inflammatory effects of pomegranate （Punica granatum L. ） husk ellagitannins in Caco-2 cells an in vitro model of human intestine [J]. Food & Function，2012，3：875-885.

[109] BenSaad L A，Kim K H，Quah C C，et al. Anti-inflammatory potential of ellagic acid，gallic acid and punicalagin A&B isolated from Punica granatum [J]. BMC Complementary and Alternative Medicine，2017，17：47-56.

[110] Jung K H，Kim M-J，Ha E，et al. Suppressive effect of punica granatum on the production of tumor necrosis factor （Tnf） in BV2 microglial cells [J]. Biological & Pharmaceutical Bulletin，2006，29 （6）：1258-1261.

[111] Romier-Crouzet B，Van De Walle J，During A，et al. Inhibition of inflammatory mediators by polyphenolic plant extracts in human intestinal Caco-2 cells [J]. Food and Chemical Toxicology，2009，47 （6）：1221-1230.

[112] Larrosa M，González-Sarrías A，Yáñez-Gascón M J，et al. Anti-inflammatory properties of a pomegranate extract and its metabolite urolithin-A in a colitis rat model and the effect of colon inflammation on phenolic metabolism [J]. The Journal of Nutritional Biochemistry，2010，21 （8）：717-725.

[113] 刘红利，孙颖，郎艳松，等．单核/巨噬细胞脂质代谢和炎症在动脉粥样硬化中的作用 [J]．细胞与分子免疫学杂志，2014，30（11）：1224-1227.

[114] Wu S J，Chen Y W，Wang C Y，et al. Anti-inflammatory properties of high pressure-assisted extracts of Grifola frondosa in lipopolysaccharide-activated RAW 264.7 macrophages [J]．International Journal of Food Science and Technology，2017，52（3）：671-678.

[115] Blonska M，Lin X. NF-κB signaling pathways regulated by CARMA family of scaffold proteins [J]．Cell Research，2011，21（1）：55-70.

[116] Shah T A，Parikh M，Patel K V，et al. Evaluation of the effect of Punica granatum juice and punicalagin on NFκB modulation in inflammatory bowel disease [J]．Molecular and Cellular Biochemistry，2016，419（1-2）：65-74.

[117] Ramlagan P，Rondeau P，Planesse C，et al. Punica granatum L. mesocarp suppresses advanced glycation end products（AGEs）- and H_2O_2-induced oxidative stress and pro-inflammatory biomarkers [J]．Journal of Functional Foods，2017，29：115-126.

[118] Balwani S，Nandi D，Jaisankar P，et al. 2-Methyl-pyran-4-one-3-O-β-D-glucopyranoside isolated from leaves of Punica granatum inhibits the TNFα-induced cell adhesion molecules expression by blocking nuclear transcription factor-κB（NF-κB）[J]．Biochimie，2011，93（5）：921-930.

[119] Mandal A，Bhatia D，Bishayee A. Anti-inflammatory mechanism involved in pomegranate-mediated prevention of breast cancer：the role of NF-κB and Nrf2 signaling pathways [J]．Nutrients，2017，9（5）：436.

[120] Kim H G，Yoon D H，Lee W H，et al. Phellinus linteus inhibits inflammatory mediators by suppressing redox-based NF-κB and MAPKs activation in lipopolysaccharide-induced RAW 264.7 macrophage [J]．Journal of Ethnopharmacology，2007，114：307-315.

[121] Hommes D W，Peppelenbosch M P，Deventer S J H. Mitogen activated protein（MAP）kinase signal transduction pathways and novel anti-inflammatory targets [J]．Gut，2003，52（1）：144-151.

[122] Olivera A，Moore T W，Hu F，et al. Inhibition of the NF-κB signaling pathway by the curcumin analog，3,5-bis（2-pyridinylmethylidene）-4-piperidone（EF31）：Anti- inflammatory and anti-cancer properties [J]．International Immunop-

harmacology, 2012, 12: 368-377.

[123] Lo J Y, Kamarudin M N A, Hamdi O A A, et al. Curcumenol isolated from Curcuma zedoaria suppresses Akt-mediated NF-κB activation and p38 MAPK signaling pathway in LPS-stimulated BV-2 microglial cells [J]. Food & Function, 2015, 6: 3550-3559.

[124] Kim K S, Lee D S, Bae G S, et al. The inhibition of JNK MAPK and NF-κB signaling by tenuifoliside a isolated from Polygala tenuifolia in lipopolysaccharide -induced macrophages is associated with its anti-inflammatory effect [J]. European Journal Pharmacology, 2013, 721: 267-276.

[125] Suh S J, Chung T W, Son M J, et al. The naturally occurring biflavonoid, ochnaflavone, inhibits LPS-induced iNOS expression, which is mediated by ERK1/2 via NF-κB regulation, in RAW 264.7 cells [J]. Archives of Biochemistry and Biophysics, 2006, 447 (2): 136-146.

[126] Guha M, Mackman N. LPS induction of gene expression in human monocytes [J]. Cellular Signalling, 2001, 13 (2): 85-94.

[127] Zhang J X, Xing J G, Wang L L, et al. Luteolin inhibits fibrillary β-Amyloid1-40- induced inflammation in a human blood-brain barrier model by suppressing the p38 MAPK-mediated NF-κB signaling pathways [J]. Molecules, 2017, 22 (3): 334-353.

[128] Ahmed K M, Dong S, Fan M, et al. Nuclear factor- B p65 inhibits mitogen-activated protein kinase signaling pathway in radioresistant breast cancer cells [J]. Molecular Cancer Research, 2006, 4 (12): 945-955.

[129] Jung H S, Yoon B H, Jun J K, et al. Differential activation of mitogen activated protein kinases and nuclear factor-κB in lipopolysaccharide-treated term and preterm amnion cells [J]. Virchows Archiv, 2005, 447 (1): 45-52.

[130] 李国秀. 石榴多酚类物质的分离鉴定和抗氧化活性研究 [D]. 陕西师范大学, 2008.

[131] Zhao W, Li J K, He X, et al. In vitro steatosis hepatic cell model to compare the lipid-lowering effects of pomegranate peel polyphenols with several other plant polyphenols as well as its related cholesterol efflux mechanisms [J]. Toxicology Reports, 2014, 1: 945-954.

[132] Viuda-Martos M, Fernandez-Lopez J, PerezAlvarez J A. Pomegranate and its many functional components as related to human health: A review [J]. Comprehensive

Reviews in Food Science and Food Safety，2010，9：635-654.

［133］ Park H H，Kim M J，Li Y，et al. Britanin suppresses LPS-induced nitric oxide，PGE2 and cytokine production via NF-κB and MAPK inactivation in RAW 264. 7 cells ［J］. International Immunopharmacology，2013，15 (2)：296-302.

［134］ 吕欧 . 石榴皮多酚通过 PPARγ-ABCA1/CYP7A1 通路对肝细胞胆固醇流出影响及其分子机制 ［D］. 陕西师范大学，2015.

［135］ Bai S K，Lee S J，Na H J，et al. β-Carotene inhibits inflammatory gene expression in lipopolysaccharide-stimulated macrophages by suppressing redox-based NF-κB activation ［J］. Experimental and Molecular Medicine，2005，37 (4)：323-334.

［136］ Fischer U A，Carle R，Kammerer D R. Identification and quantification of phenolic compounds from pomegranate (Punica granatum L.) peel，mesocarp，aril and differently produced juices by HPLC-DAD-ESI/MS ［J］. Food Chemistry，2011，127 (2)：807-821.

［137］ Aviram M，Volkova N，Coleman R，et al. Pomegranate phenolics from the peels，arils，and flowers are antiatherogenic：Studies in vivo in atherosclerotic apolipoprotein E-deficient (E0) mice and in vitro in cultured macrophages and lipoproteins ［J］. Journal of Agricultural and Food Chemistry，2008，56：1148-1157.

［138］ Hayden M S，Ghosh S. Shared principles in NF-κB signaling ［J］. Cell，2008，132：344-362.

［139］ Kumar A，Wu H，Collier-Hyams L S，et al. Commensal bacteria modulate cullin- dependent signaling via generation of reactive oxygen species ［J］. EMBO Journal，2007，26 (21)：4457-4466.

［140］ Lawrence T. The nuclear factor NF-κB pathway in inflammation ［J］. Cold Spring Harbor Perspectives in biology，2009，1 (6)：a001651.

［141］ Xue Y，Wang Y，Feng D C，et al. Tetrandrine suppresses lipopolysaccharide- induced microglial activation by inhibiting NF-κB pathway ［J］. Acta Pharmacologica Sinica，2008，29 (2)：245-251.

［142］ Fu Y，Liu B，Zhang N，et al. Magnolol inhibits lipopolysaccharide-induced inflammatory response by interfering with TLR4 mediated NF-κB and MAPKs signaling pathways ［J］. Journal of Ethnopharmacology，2013，145 (1)：193-199.

[143] Kim H S, Kim Y J, Lee H K, et al. Activation of macrophages by polysaccharide isolated from Paecilomyces cicadae through toll-like receptor 4 [J]. Food and Chemical Toxicology, 2012, 50 (9): 3190-3197.

[144] Wang X, Hu D, Zhang L, et al. Gomisin A inhibits lipopolysaccharide-induced inflammatory responses in N9 microglia via blocking the NF-κB/MAPKs pathway [J]. Food and Chemical Toxicology, 2014, 63: 119-127.

[145] Xiang J, Apea-Bah F B, Ndolo V U, et al. Profile of phenolic compounds and antioxidant activity of finger millet varieties [J]. Food Chemistry, 2019, 275: 361-368.

[146] Landete J M. Ellagitannins, ellagic acid and their derived metabolites: a review about source, metabolism, functions and health [J]. Food Research International, 2011, 44 (5): 1150-1160.

[147] Seeram N P, Adams L S, Henning S M, et al. In vitro antiproliferative, apoptotic and antioxidant activities of punicalagin, ellagic acid and a total pomegranate tannin extract are enhanced in combination with other polyphenols as found in pomegranate juice [J]. Journal of Nutritional Biochemistry, 2005, 16 (6): 360-367.

[148] Winand J, Schneider Y J. The anti-inflammatory effect of a pomegranate husk extract on inflamed adipocytes and macrophages cultivated independently, but not on the inflammatory vicious cycle between adipocytes and macrophages [J]. Food & Function, 2014, 5 (2): 310-318.

[149] Mo J, Panichayupakaranant P, Kaewnopparat N, et al. Topical anti-inflammatory and analgesic activities of standardized pomegranate rind extract in comparison with its marker compound ellagic acid in vivo [J]. Journal of Ethnopharmacology, 2013, 148 (3): 901-908.

[150] Park S, Seok J K, Kwak J Y, et al. Anti-inflammatory effects of pomegranate peel extract in THP-1 cells exposed to particulate matter PM10 [J]. Evidence-Based Complementary and Alternative Medicine, 2016, 51 (3): 469-478.

[151] Lee C J, Chen L G, Liang W L, et al. Multiple activities of Punica granatum Linne against acne vulgaris [J]. International Journal of Molecular Sciences, 2017, 18 (1): 141-152.

[152] Cerda B, Llorach R, Ceron J J, et al. Evaluation of the bioavailability and metabolism in the rat of punicalagin, an antioxidant polyphenol from pome-

granate juice [J]. European Journal of Nutrtion，2003，42：18-28.

[153] Zou X，Yan C H，Shi Y J，et al. Mitochondrial dysfunction in obesity-associated nonalcoholic fatty liver disease：The protective effects of pomegranate with its active component punicalagin [J]. Antioxidants & Redox Signaling，2014，00：1-14.

[154] 杨新波，吴向起，杨解人，等. 罗布麻叶提取物对两肾一夹高糖高脂饮食大鼠脂肪性肝病的保护作用 [J]. 世界华人消化杂志，2009，17（02）：135-140.

[155] 杜立娟，谈钰濛，王凡，等. 代谢综合征动物模型的研究进展 [J]. 吉林中医药，2019，39（08）：1109-1111，1116.

[156] EL Saidy M A，Shendy S M. Epicardial fat in patients with metabolic syndrome [J]. Journal of Indian College of Cardiology，2017，7（1）：17-22.

[157] VanWormer J J，Boucher J L，Sidebottom A C，et al. Lifestyle changes and prevention of metabolic syndrome in the Heart of New Ulm Project [J]. Preventive Medicine Reports，2017，6：242-245.

[158] Choi H-N，Jang Y-H，Kim M-J，et al. Cordyceps militarisalleviates non-alcoholic fatty liver disease in ob/ob mice [J]. Nutrition Research and Practice，2014，8（2）：172.

[159] 周鑫，韩德五，李素红，等. 高糖高脂致大鼠非酒精性脂肪肝合并高血糖动物模型的研究 [J]. 中国比较医学杂志，2011，21（07）：22-27，79.

[160] 胡世伟，王静凤，李世杰，等. 海地瓜岩藻聚糖硫酸酯对胰岛素抵抗小鼠肝脏炎症反应的影响 [J]. 营养学报，2016，38（01）：24-29，35.

[161] 赵胜娟. 石榴多酚对血脂的影响及促进泡沫细胞胆固醇流出的分子机制研 [D]. 陕西师范大学，2017.

[162] 李云峰，郭长江，杨继军，等. 石榴皮提取物对高脂血症小鼠抗氧化功能和脂质代谢的影响 [J]. 营养学报，2005（06）：483-486.

[163] Al-Shaaibi S N K，Waly M I，Al-Subhi L，et al. Ameliorative effects of pomegranate peel extract against dietary-induced nonalcoholic fatty liver in rats [J]. Preventive Nutrition and Food Science，2016，21（1）：14-23.

[164] Shaban N Z，El-Kersh M A L，El-Rashidy F H，et al. Protective role of Punica granatum （pomegranate） peel and seed oil extracts on diethylnitrosamine and phenobarbital-induced hepatic injury in male rats [J]. Food Chemistry，2013，141：1587-1596.

附录 缩写词中英文对照表

英文缩写	英文名称	中文名称
AS	Atherosclerosis	动脉粥样硬化
ALT	Alanine amiotransferase	谷丙转氨酶
AST	Aspartate transaminase	谷草转氨酶
BSA	Bovine Serum Albumin	牛血清白蛋白
CRP	C reaction protein	C反应蛋白
DM	Diabetes mellitus	糖尿病
DMSO	Dimethyl sulfoxide	二甲基亚砜
EA	Ellagic acid	鞣花酸
ELISA	Enzyme linked immune sorbent assay	酶联免疫吸附试验
FBG	Fasting blood glucose	空腹血糖
FFA	Free fatty acid	游离脂肪酸
GA	Gallic acid	没食子酸
HDL	High density lipoprotein	高密度脂蛋白
HEPES	N-2-hydroxyethylpiperazine-N-ethane-sulphoni-cacid	羟乙基哌嗪乙烷磺酸
HFD	High sugar and fat diet	高糖高脂饲料
HPLC	High Performance Liquid Chromatography	高效液相色谱
IκB	Inhibitors of κB	κB抑制剂
IL-1β	Interleukin-1β	白细胞介素1β
IL-6	Interleukin-6	白细胞介素6
IR	Insulin resistance	胰岛素抵抗
LDH	Lactate dehydrogenase	乳酸脱氢酶
LDL	Low density lipoprotein	低密度脂蛋白
LFD	Low sugar and fat diet	低糖低脂饲料（对照饲料）
LPS	lipopolysaccharide	脂多糖
MAPK	Mitogen-activated protein kinase	丝裂原活化蛋白激酶
MPO	myeloperoxidase	髓过氧化物酶

英文缩写	英文名称	中文名称
mRNA	Messenger ribonucleic acid	信使核糖核酸
MS	Metabolic syndrome	代谢综合征
MTT	3-(4,5-Dimethylthiazol-2-thiazolyl)-2,5-diphenyltetrazolium bromide	噻唑蓝
NAFLD	Non-alcoholic fatty liver disease	非酒精性脂肪肝
NF-κB	Nuclear factor kappa B	核转录因子 κB
NO	Nitric oxide	一氧化氮
ox-LDL	oxidized low density lipoprotein	氧化低密度脂蛋白
PPPs	Pomegranate peel polyphenols	石榴皮多酚
PC	Punicalagin	安石榴苷
PCR	Polymerase Chain Reaction	聚合酶链式反应
PGE$_2$	Prostaglandin E$_2$	前列腺素 E$_2$
Real-Time PCR	Real-time quantitative PCR detecting system	实时荧光定量 PCR
SIMV	Simvastatin	辛伐他汀
TC	Total cholesterol	总胆固醇
TG	Triglycerides	甘油三酯
TLR4	Toll-like receptor-4	Toll 样受体 4
TNF-α	Tumor necrosis factor-α	肿瘤坏死因子 α
WB	Western blot	蛋白质印迹法